DE LA STATION

SULFURÉE THERMALE

DE

SCHINZNACH

LES BAINS

PAR

LE DOCTEUR A. ZURKOWSKI

Lauréat de l'Académie de Médecine de Paris
Membre correspondant de la Société d'Hydrologie médicale de Paris
De la Société royale de Médecine de Bruxelles
De la Société de Médecine de Paris, Lyon, Nancy, etc.

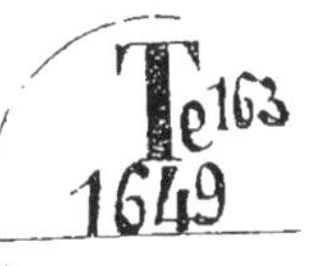

PARIS

ADRIEN DELAHAYE, LIBRAIRE-ÉDITEUR

PLACE DE L'ÉCOLE-DE-MÉDECINE, 23

1874

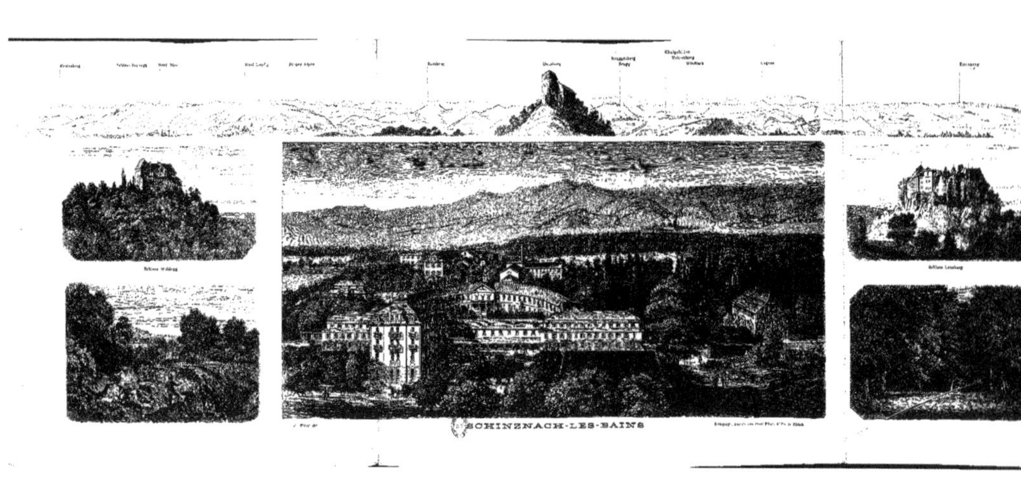
SCHINZNACH-LES-BAINS

DE LA STATION SULFURÉE

THERMALE

DE

SCHINZNACH-LES-BAINS

SUISSE (Argovie)

DE LA STATION

SULFURÉE THERMALE

DE

SCHINZNACH

LES BAINS

PAR

Le Docteur A. ZURKOWSKI

Lauréat de l'Académie de Médecine de Paris
Membre correspondant de la Société d'Hydrologie médicale de Paris
De la Société royale de Médecine de Bruxelles
De la Société de Médecine de Paris, Lyon, Nancy, etc.

PARIS

ADRIEN DELAHAYE, LIBRAIRE-ÉDITEUR
PLACE DE L'ÉCOLE-DE-MÉDECINE, 23

1874

AVANT-PROPOS

Les habitués de la station thermale de Schinznach ne connaissent que trop les inconvénients, croissant chaque année, de l'insuffisance
de ses logements, pendant une grande partie
de la saison.

Ces inconvénients n'existeront plus. Une
grande compagnie d'actionnaires vient de se
former, et à l'aide de capitaux considérables,
de nouvelles constructions sont déjà élevées, et
d'autres encore sont projetées. L'établissement
pourra ainsi prendre bientôt tout le développement que comporte la clientèle la plus étendue,
et multiplier les perfectionnements balnéaires
que commandent les plus récents progrès de la
science.

En présence de cet état de choses, nous

croyons devoir adresser ce nouveau travail (1)
à nos confrères de différents pays. Ceux qui ont
avec la station de Schinznach des relations de
longue date, y trouveront leur ancienne confiance justifiée par des preuves nouvelles, et
ceux qui ne la connaissent que de nom, n'hési-
teront pas, j'espère, à l'honorer désormais de
leur bienveillant et confraternel patronage.

(1) Voyez : *De l'emploi de l'eau sulfurée thermale de Schinznach dans les affections des voies respiratoires*. Strasbourg,
1867. — *Nouvelles observations*, etc. Paris, 1868.

DE LA STATION THERMALE SULFURÉE

DE

SCHINZNACH

PREMIÈRE PARTIE

CHAPITRE Ier.

Nous n'entrerons point dans de longs développements historiques sur la station de Schinznach. Les recherches des origines ne peuvent offrir de l'intérêt que là où il y a des doutes à dissiper ou des obscurités à éclaircir. Ici, tout est connu, clair et certain. Nous nous bornerons donc à quelques notions générales, authentiques et indispensables.

Nous en ferons de même pour quelques autres parties de ce travail, notamment pour les questions géologiques, physiques et chimiques. Tout écrit de cette nature, également destiné aux hommes spéciaux et aux gens du monde, est, par là même, exposé au double écueil de ne pas dire assez aux uns et d'en dire trop aux autres. Pour répondre aux besoins de tous, il ne peut que se renfermer dans les strictes limites du nécessaire.

La station de Schinznach est située en Suisse,

canton d'Argovie, sous le 25° 48' 43" de longitude
et sous le 47° 27' 45" de latitude, à une altitude
de 321 mètres environ, sur la ligne ferrée de Bâle
à Zurich, à 2 h. 30, par l'express de la première de
ces villes et à 1 heure de la seconde, à 14 h. de
Paris par la ligne de Mulhouse; dans la vallée de
l'Aar-Inférieur et sur la rive droite de ce fleuve.
Sa température moyenne, en été, est de 17 centigrades. Sa moyenne barométrique est de 0,728.
Les pluies n'y sont pas fréquentes. Pas de changements brusques de température.

Constitution géologique de la contrée.

On vient de voir que la station de Schinznach
est située dans la vallée de l'Aar. Cette grande vallée,
que l'Aar s'est creusée dans un chaînon de l'extension du Jura, court du sud au nord. Elle est li-
mitée dans le voisinage immédiat de la station, à
l'Est par le massif du Wulpelsberg terminé au
Nord par le promontoire du Habsberg que cou-
ronne le château de Habsbourg, berceau de la famille régnante d'Autriche; sa limite ouest est
circonscrite à l'extrémité nord par le Batzenberg
et le Guisliflu, haut piton du Jura, au sud. De ces
sommets boisés, de gracieuses collines s'inclinent
en pentes douces vers les fertiles plaines. De beaux
vignobles couvrent les coteaux exposés au levant.

La petite chaîne de montagnes que séparent ici
l'Aar, et plus bas la Reuss et la Limath, s'allonge
par Hausen, Birmensdorf et Baden jusqu'à Regensberg, où elle prend le nom de Langensberg, et où
elle se termine par un groupe de roches abruptes qui

abritent la vallée contre les vents du nord. L'ensemble du soulèvement de la chaîne du Cumont qui se dirige de Besançon à Regensberg, fait partie, d'après M. Elie de Beaumont, du soulèvement des Alpes orientales, et est formé de couches de calcaires jurassiques redressées verticalement (1).

Ces calcaires sont séparés par une faille profonde de terrain triasique : marnes irrisées, keuper et muschclkalk (calcaire coquillier), qui est mis à jour à côté des roches jurassiques redressées. Le terrain le plus ancien de la contrée, celui qui porte le château de Habsbourg, est du muschclkalk. C'est un dépôt d'un calcaire compact gris, lié par alternance au gypse de keuper à grains fins qu'il perce dans ce point et s'étend sur la pente du Habsberg, formant ainsi le bord méridional de la crevasse, passe par la station thermale et se perd au fond de la vallée.

Ces données géologiques vont nous expliquer tout à l'heure les causes et la nature de la minéralisation de notre source.

Mais avant d'aborder cet important sujet, nous allons décrire rapidement la disposition générale de l'établissement.

CHAPITRE II.

———

L'établissement de Schinznach se divise en deux parties distinctes : en première et en seconde classe.

(1) Aimé ROBERT. *Notice*. Strasbourg, 1863.

1re CLASSE.

A cinq minutes environ de la station du chemin
de fer, s'élève parallèlement à l'Aar, le groupe de
bâtiments de la première classe. Le plus vaste et le
plus récent en date (1828), est en forme d'hémicycle dont la face convexe a vue sur la campagne
et le fleuve, et la face concave encadre un joli jardin
anglais, au centre duquel on remarque une colonne portant les noms des bienfaiteurs de l'hospice. Ce bâtiment se compose d'un rez-de-chaussée
qui est occupé par tout le service balnéaire, et
d'un premier étage où se trouvent les principaux
appartements. Aux deux extrémités de l'hémicycle
s'élèvent deux bâtiments à plusieurs étages (pavillons nord et sud), et un troisième prolongement
(pavillon est) à l'extrémité duquel on vient de construire un quatrième pavillon, dit : du Chemin-de-
Fer, à plusieurs étages, et dont le rez-de-chaussée
contient plusieurs salons. Tous ces bâtiments sont
orientés au levant et reliés entr'eux par des galeries couvertes, de façon que les baigneurs peuvent
descendre aux bains et remonter dans leurs appartements à l'abri du contact de l'air extérieur.

Tout l'espace compris entre les pavillons sud et
nord et qui forme la corde de l'arc de l'hémicycle
est rempli par une vaste galerie couverte, à co-
lonnes, ouverte au levant sur un second jardin
orné au centre d'une belle fontaine fournissant une
excellente eau de table. Cette galerie contient le
bureau de poste, les salles d'attente, de lecture,
de billard et de jeux divers. On y fait de la musique

deux fois par jour, et elle est en tout temps très-
animée et très-fréquentée. Aussi, grâce à l'affluence
toujours croissante des baigneurs, est-elle devenue
insuffisante, et on vient de la doubler dans toute
sa longueur d'une seconde galerie tournant à droite,
et se prolongeant tout le long de la façade orien-
tale du pavillon est, dont la face opposée, donnant
sur un troisième jardin, au sud, va recevoir une
quatrième galerie.

Tout l'étage supérieur de la première galerie est
occupé par une magnifique salle à manger, et un
salon de réunion, où, les jours de fête, en attendant la nouvelle chapelle, on célèbre le service
divin.

Une habitation isolée (maison du bois), les bu-
reaux, les restaurants, les salles à manger pour les
enfants, des bazars et quelques autres dépendances
complètent les constructions de la première classe.

2e CLASSE.

A une centaine de mètres en arrière, et à cent
pas environ de l'Aar, se trouve le corps de bâtiment de la seconde classe, qui se compose du bâtiment de bains, de la pension et de quelques ac-
cessoires. Le premier, perpendiculaire au fleuve et
le plus anciennement construit, est représenté par
un grand édifice à trois étages, mansardé, avec
une façade au nord et l'autre au sud, d'où l'on
jouit d'une vue magnifique. Les cabinets de bains
et de douches sont au rez-de-chaussée, et les logements aux étages supérieurs, de sorte que, là

aussi, on peut descendre aux bains et remonter chez soi, à couvert.

Aux deux extrémités de ce bâtiment se trouvent les buvettes de l'eau sulfureuse. Les deux de l'extrémité est, sont abritées sous un élégant chalet, et celle du côté opposé est placée sur la source même.

En face et à quelques pas de là, est située la pension, où les baigneurs de la seconde classe prennent leur repas trois fois par jour, à des prix modérés.

Un peu plus au sud, on remarque l'hospice nouvellement reconstruit, avec des chambres d'un à quatre lits au plus. Il reçoit, pendant toute la saison des eaux, des malades indigents des pays voisins, et principalement de quelques-uns des principaux cantons de la Suisse, qui y envoient par série les pensionnaires de leurs hôpitaux le plus gravement atteints d'affections où les eaux de Schinznach sont plus spécialement indiquées, notamment les scrofulides cutanées, glandulaires et osseuses.

Entre les bâtiments de la première et de la seconde classe, à 50 pas environ de la façade nord de cette dernière, s'élève une construction nouvelle ayant l'aspect d'une usine, et composée de trois bâtiments contigus, de formes et de dimensions inégales et à destinations différentes. Le plus long des trois, à un rez-de-chaussée avec un seul étage au-dessus, court du sud au nord, face à l'Aar. C'est une vaste buanderie mécanique avec ses séchoirs. Son extrémité sud est dominée par un grand édifice carré-long surmonté d'une cheminée dé haut-fourneau. Il renferme, de bas en haut, deux fortes pompes hydrauliques, un puissant ventilateur, un atelier de mécanicien, deux générateurs de vapeur, et au-dessus trois grands réservoirs d'eau sulfureuse, et un autre plus petit d'eau simple, avec de nombreux tuyaux qui y aboutissent et qui en partent, et dont on verra plus bas le mécanisme et les applications diverses.

A la partie est de ce dernier bâtiment est adossé un autre plus petit faisant face à l'axe convexe de l'hémicycle. C'est un troisième bâtiment de bains d'eau non minérale. Cette nouvelle installation était depuis longtemps réclamée par bien des hôtes de Schinznach. C'est que souvent bien des malades se rendent aux eaux accompagnés de plusieurs membres de leur famille auxquels l'usage de bains d'eau minérale active, comme la nôtre, doit être interdit. Le manque de bains d'eau simple, dans la belle saison surtout, devient une véritable privation pour des personnes habituées à tous les comforts de la vie, et surtout aux soins hygiéniques bien entendus. Cet inconvénient ne s'est fait que trop longtemps sentir ici. Pour y remédier, on a cru devoir compléter le système balnéaire en y ajoutant cette nouvelle construction, destinée à contenir six élégants cabinets de bains d'eau ordinaire. En outre, et pour répondre à un besoin hygiénique autant que thérapeutique tout-à-fait entré dans nos habitudes, on y a installé un service hydrothérapeutique pourvu d'appareils de douches usités dans les meilleurs établissements.

CHAPITRE III.

La source.

La source thermale sulfureuse de Schinznach est située à l'extrémité ouest du bâtiment de bains de la seconde classe, au-dessous de la buvette principale, à une centaine de pas environ de la rive droite de l'Aar. Elle a été découverte en 1658, à quelques kilomètres du village de Schinznach, qui lui a donné son nom, et sur la rive gauche du fleuve.— Comment se trouve-t-elle actuellement sur sa rive droite? Par suite d'un de ces phénomènes qui, même en dehors des grands bouleversements géologiques, changent et transforment l'aspect et la configuration des territoires, dans des contrées où le sol et les eaux sont sujets à des déplacements plus ou moins brusques et violents.

Voici ce qui s'est passé : Après une courte existence de douze années, au moment où cette source commençait à être connue au dehors et déjà assez fréquentée, elle fut subitement submergée par un violent débordement de l'Aar survenu en 1670, après un fort dégel succédant à un hiver extrêmement rigoureux, et à une fonte inaccoutumée des neiges des hautes régions des Alpes.

Ce ne fut que vingt ans après, en 1690, qu'elle a été retrouvée, non plus sur la rive, mais dans une île au milieu de l'un des bras du fleuve. Cette île se consolidant et s'étendant rapidement vers la rive droite, on y construisit, en 1694, plusieurs bâtiments qui existent encore (bains des pauvres), ainsi qu'un pont les reliant à cette rive. Peu à peu, ce petit bras de l'Aar se combla par des galets et des blocs que le fleuve roulait incessamment. On remplaça alors le pont de bois par une forte digue en maçonnerie. Poursuivant son œuvre, il combla à la longue par des dépôts alluvionnaires successifs tout l'espace qui séparait l'île de la rive droite.

La direction nouvelle de l'Aar était désormais fixée, et c'est ainsi qu'en changeant de lit, il a laissé la source sur sa rive droite. Et là où il coulait jadis, s'élèvent aujourd'hui les vastes et élégantes constructions de l'établissement, passent le chemin de fer et deux grandes routes, et s'étendent un magnifique parc, de superbes plantations, de grasses prairies et de riches cultures que de solides travaux d'endiguement protègent contre la tendance naturelle du fleuve de reprendre son ancien lit. Ainsi contenus et domptés, ses flots rapides et impétueux assainissent et animent la plantureuse et riante vallée.

CHAPITRE IV.

Propriétés physiques et chimiques de l'eau.

Avant de donner la description précise et l'analyse détaillée de tous les éléments de notre eau, disons d'abord qu'elle sort d'une faille qui sépare le trias du lias, à une température moyenne de 30 degrés centigrades, et que ses principes minéralisateurs prédominants sont les sels sulfurés cal-

ciques et chlorurés sodiques, et les gaz acide sulfhydrique et carbonique.

Or, on sait que les eaux soit pluviales, soit souterraines empruntent aux terraines qu'elles traversent leurs principes salins. Déjà Pline a pu dire :
Telles sont les eaux, telle est la terre qui leur livre
passage. *Talis sunt aquæ qualis terra per quam fluent.*
Il est, en outre, généralement reconnu que les
gissements des grandes nappes d'eau thermale
sont en rapport cónstant de composition chimique
avec celle des gissements telluriques qui les renferment. Situées à des profondeurs qui sont toujours en raison directe de leur thermalité, elles
sont incessamment refoulées de bas en haut vers
l'enveloppe extérieure de la croûte terrestre et par
les infiltrations successives des eaux pluviales et,
plus encore, par les effets combinés des hautes
températures centrales, des opérations chimiques
souterraines et des expansions et pressions puis-
santes des gaz. Ce mouvement ascensionnel s'ac-
complissant à travers des fractures, des crevasses,
des filons et des failles à parois imperméables,
telles que : roches calcaires, argile-coquillier,
gypse et marne, elles en opèrent en passant la lixi-
viation, s'en imprègnent et renforcent ainsi leur
minéralisation. On a vu plus haut que les terrains
de Schinznach offrent exactement dans leur composition tous ces éléments géologiques.

Les eaux sulfureuses chaudes ou froides, et notamment les sulfurées calciques, s'élaborent et
cheminent dans des couches moins profondes, à
température moins élevée, dans des formations
relativement plus récentes, précisément de la com-

position de celle de nos plateaux et de nos vallées. Elles traversent ainsi de vastes bancs de sel gemme et de roches calcaires renfermant des dépôts de gypse considérables et de nombreuses pétrifications. C'est là où, se combinant dans leurs cheminements avec le gypse et les corps organiques, elles produisent du sulfure de calcium et de l'acide carbonique, lesquels, par de nouvelles combinaisons, donnent naissance à du carbonate de chaux, du chlorure de sodium, et de l'hydrogène sulfuré. Ce travail souterrain étant incessant et invariable, ses produits offrent naturellement des caractères fixes et constants.

Il n'en est pas tout-à-fait de même quant à la température des eaux minérales. Certaines sources offrent des variations thermométriques saisonnières et même diurnes, des oscillations en raison inverse de la température ambiante, de telle sorte qu'elles sont plus chaudes en hiver qu'en été, et le matin que le soir. Celle de Schinznach se trouve, bien qu'à un faible degré, dans ce cas, ainsi qu'on le verra dans un tableau analytique tracé plus bas, d'après une longue série de relevés thermométriques faits par différents observateurs.

CHAPITRE V.

Captage et aménagement de la source. — Débit.

On vient de voir que la source sort d'une faille profonde d'un rocher calcaire. L'eau jaillit de

fentes multiples de ce rocher, et se trouve captée
dans un cuvelage unique dont voici la forme.

FIGURE 1re.

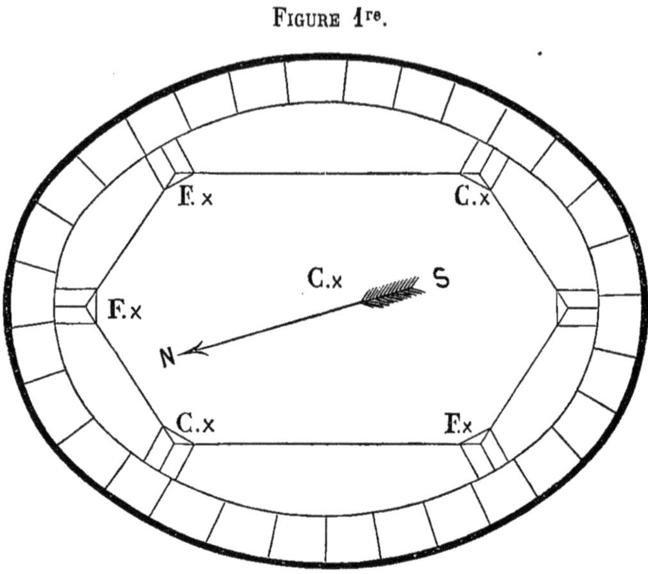

Il y a quelques années, on se trouva dans la nécessité d'épuiser complètement la source pour
faire des réparations au cuvelage. Nous devons à
M. Jules François, inspecteur général des mines,
chargé de ces travaux, les renseignements sui-
vants : En 1862, il reconnut, en descendant dans le
cuvelage, à peu près mis à sec, que l'eau s'échap-
pait en divers points du rocher, et que dans les
points indiqués par les lettres F F F et C C C l'eau
possédait une température et un degré de sulfuration inégaux ; en C, l'eau était très-chaude et déga-
geait de grandes quantités d'hydrogène sulfureux ;
en F, elle était relativement froide, et lui parut

moins sulfureuse. Ces renseignements, fort intéressants sans doute, manquent encore de précision scientifique. Il est regrettable qu'on n'y trouve point la détermination exacte de la température et l'analyse chimique de chacun des filets d'eau qui s'échappent des divers points froids et chauds. Quoi qu'il en soit, il est néanmoins permis d'en conclure « que les eaux de Schinznach sont des eaux profondes sans relations directes avec les couches superficielles du sol (1). »

La source est cuvelée de haut en bas en forts madriers de hêtre. Le cuvelage est elliptique; le grand diamètre inférieur a une largeur de 2^m 80 environ, le petit diamètre mesure 2^m 12, l'épaisseur du cuvelage est de 0^m 25, et sa profondeur de 5 mètres. A 1^m 30 environ, au-dessus du miroir de l'eau, se trouve une fosse de décharge destinée à empêcher la déperdition du trop plein de la masse d'eau soulevée par une trop forte pression. Les parois de la source et la face interne de son couvercle en bois se sont recouvertes avec le temps d'une couche de soufre pulvérulent.

Près de la source se trouvent deux réservoirs en maçonnerie rendus parfaitement étanches, au moyen d'un revêtement en ciment. Ils communiquent avec la source par un canal situé à 3^m 20 au-dessous du fond de celle-ci. Le premier a une capacité de 48 mètres cubes, le second peut contenir 145 mètres cubes d'eau.

---

(1) GRANDEAU. *Recherches chimiques sur l'eau thermale sulfureuse de Schinznach*. Paris, 1866, p. 10. Thèse couronnée par la Faculté de médecine de Paris.

Claire et limpide au griffon, l'eau se trouble au contact de l'air, prend une teinte opaline, dégage des bulles de gaz acide carbonique et répand une forte odeur de gaz sulphydrique. Elle a une saveur piquante et légèrement salée assez désagréable au premier moment, mais à laquelle on s'habitue assez vite.

La source fournit 195 litres d'eau à la minute, soit 280 mètres cubes par 24 heures. Elle alimente en moyenne par saison effective, comptant du 1er mai au 30 septembre, douches, inhalation, pulvérisation et exploitation non comprises, 40,000 bains de 800 litres le bain; soit 32,000 mètres cubes d'eau. Comme elle donne 280 mètres cubes par 24 heures, soit pendant toute la saison 37,908 mètres cubes, reste donc un excédant d'environ 6,000 mètres cubes en faveur de la source.

Malgré ce débit considérable, l'administration, voyant le nombre des baigneurs augmenter chaque année, a craint que l'eau ne vînt à manquer dans les moments de la grande foule. Pour obvier à cette éventualité, elle a fait construire dans ces dernières années un troisième grand réservoir.

L'eau destinée à tout le service balnéaire est puisée directement dans la source, à l'aide d'une pompe hydraulique mise en mouvement par une prise de l'Aar. Placée à 60 mètres environ de la source, cette pompe communique avec celle-ci par des tuyaux de fonte, qui conduisent l'eau au bâtiment de bains de la première classe où elle est reçue dans un vaste réservoir en bois, d'où elle est dirigée aux fourneaux pour recevoir un surchauffage à feu couvert, puis, distribuée dans les cabinets de bains dans des tuyaux de cuivre. Une deuxième pompe, placée en face de l'extrémité ouest du bâtiment de la deuxième classe, remplit le même office pour les fourneaux et les bains de cette classe.

Mais ce système, un peu suranné, vient d'être abandonné. Outre l'inconvénient d'être trop compliqué, il offrait celui d'un mode de chauffage très-défectueux. En effet, la moyenne de la température native de l'eau étant, en été, de 28 à 30° centigrades, et celle des bains devant être de 34° c., on est obligé de combler cet écart par un surchauffage de quelques degrés. Or, le chauffage de l'eau à feu nu, par son action trop immédiate et trop rapide, ne permet point d'en régler la caléfaction, l'expose à des coups de feu, et enfin, à un contact prolongé avec des massifs de maçonnerie longuement échauffés.

On a donc substitué aux fourneaux le chauffage par la vapeur. Dans le bâtiment-usine situé à distance égale, 60 mètres environ, des bains de la première et de la deuxième classe, se trouvent deux pompes hydrauliques aspirantes et foulantes qui, à l'aide de tuyaux de fonte, puisent l'eau directement dans la source, et la font monter dans trois réservoirs métalliques placés à 10^m 05 au-dessus du niveau du sol, et à 15 mètres au-dessus de la source, et de la capacité de 230 hectolitres chacun ; soit 690 hectolitres, quantité suffisante pour une série de bains des deux classes. Au-dessus de ces trois réservoirs d'eau minérale, est placé un quatrième, contenant 81 hectolitres d'eau douce pour les bains simples. Près des pompes se trouvent deux générateurs ou chaudières à vapeur qui envoient celle-ci dans les réservoirs par un système de tuyaux ascendants se terminant dans leur intérieur en forme de spirale, forme particulièrement propre à produire une caléfaction graduelle et uniforme. Ce chauffage a été calculé ici de manière à ne jamais dépasser, dans deux des réservoirs qui communiquent entre eux et qui fournissent les 2/3 de l'eau, la température moyenne d'un bain chaud; soit 34° c. Mais, comme il faut à certains baigneurs une température plus élevée, on y a pourvu, à l'aide du troisième réservoir isolé, qui reçoit un surchauffage de quelques degrés de plus. Dès que l'eau a ainsi atteint le degré de température nécessaire, elle est reprise par des tuyaux descendants, et conduite et distribuée à la fois dans les bains de la première et de la seconde classe. L'action caléfiante se trouve ainsi réglée de manière à obtenir un écoulement constant à une température constante.

Cette nouvelle organisation réalise non-seulement un véritable progrès au point de vue de l'opération si délicate du chauffage quand il s'agit d'eau minérale, mais elle a permis, en outre, de supprimer les fourneaux et la pompe hydraulique des bains de la deuxième classe, tout en fournissant un excédant de vapeur pour la machine et les appareils de la buanderie, pour les séchoirs et une foule d'autres usages domestiques.

CHAPITRE VI.

Température et composition chimique de la source.

On a vu plus haut que la source était sujette à de certaines variations de température. Voici un tableau qui les précise et les résume exactement.

ANNÉES	DATES	TEMPÉRATURE en degr. centig.		OBSERVATEURS
1763	en été........	35°	00	Müller.
1842	novembre	36	00	Loowig.
1857	16 août......	28	05	Bolley et Schweizer.
1857	2 décembre ..	34	70	Bolley et Schweizer.
1860	19 mai.......	33	75	C. Amsler.
1862	4 août.......	28	05	Hemmann.
1865	10 août	28	05	Zurkowski.
1865	15 septembre.	28	05	Grandeau.
1866	27 mars......	34	75	Bürkli.
1872	2 décembre ..	36	00	Laué.
1873	25 mai.......	29	75	Laué.
1873	1er septembre.	28	75	Zurkowski.

Ce qui frappe tout d'abord dans ce tableau, c'est que ces variations n'oscillent qu'entre deux limites extrêmes sans jamais les dépasser. Depuis plus d'un siècle, la température de la source n'est jamais montée au-dessus de 36° c. ni descendue au-dessous de 28 c. Ce qu'on y remarque en second lieu, c'est que les températures les plus élevées correspondent à la saison de l'hiver, et les plus basses à celle d'été.

Ces variations de température, quelle influence exercent-elles sur la minéralisation de la source, et, surtout, sur sa sulfuration? et à quel degré? La réponse à cette question se trouve dans l'excellent travail de M. Grandeau, qui résume, dans le tableau suivant, les rapports de la sulfuration de la source avec sa température (1).

DATES des ANALYSES	TEMPÉRATURE de la SOURCE		QUANTITÉ D'HYDROGÈNE sulfuré		OBSERVATEURS
1842, novembre.	36°	0	0 gr.	0,85	Loowig.
1857, août.	28	5	0 gr.	0,51	Bolley et Schweizer
1858, janvier. . .	34	7	0 gr.	0,91	Bolley et Schweizer
1865, septembre	28	5	0 gr.	0,50	Grandeau.
1866, mars.	34	7	0 gr.	0,73	Grandeau.
Eau transportée.					

Il résulte de ce tableau parfaitement corroboré par nos observations ultérieures, qu'en opérant même sur des chiffres extrêmes, on trouve la différence en hydrogène sulfuré assez insignifiante. Mais ce qui est le plus important, c'est que le chiffre le plus bas donne encore une richesse de sulfuration qui dépasse de beaucoup celle des sources sulfureuses les plus renommées. C'est ce

(1) GRANDEAU. *Recherches*, p. 53.

que vont nous démontrer, au surplus, les analyses
suivantes :

ANALYSE CHIMIQUE

La première analyse de l'eau de Schinznach remonte à 1668. Depuis, douze autres l'ont suivie à
différentes époques. Nous ne reproduisons ici que
les deux dernières faites avec toute la rigueur et la
précision qui président aujourd'hui à ces délicates
recherches.

Analyse de MM. Bolley et Schweizer (août 1857).

UN LITRE D'EAU, A LA TEMPÉRATURE DE 28,5 c., CONTIENT :

Matières gazeuses.	c. c.
Hydrogène sulfuré.	36.705
Acide carbonique	92. 55

Matières solides.	gram.
Sulfate de potasse.	0.0805
— de soude.	0.2863
— de chaux	0.1571
Chlorure de calcium	0.7144
— de magnésium	0.1496
Magnésie	0.0836
Carbonate de magnésie	0.0042
— de chaux.	0.1426
Sous-oxyde de fer	0.0011
Alumine.	0.0103
Silice	0.0128

Soit en poids $S = 0$ gr., 0,8612 on $HS = 0$ gr., 0.9145 gr. 2.6425 gr.

Analyse de M. GRANDEAU (Septembre 1865).

UN LITRE D'EAU CONTIENT :

Matières gazeuses	c. c.
Acide sulfurique	37.8
Acide carbonique	90.8
Azote	0.00

Matières solides.	gr.
Carbonate de chaux.	0.250
— de magnésie	0.120
Sesquioxyde de fer	0.005
Silice	0.011
Sulfate de chaux	1.091
Alumine	0.010
Chlorure de sodium.	0.585
Chlorure de potassium	0.086
Sulfure de calcium.	0.008

Soit : S = 0 gr. 0,525. H S = 0 gr. 558.... 2.166 gr.

Poids. spécifique : 1.0021.

Ces deux analyses nous montrent déjà le haut degré de sulfuration de la source de Schinznach. Mais nous avons voulu porter nos investigations plus loin, et établir, une fois pour toutes, les rapports de notre source avec ses congénères les plus connues. Voici le résultat de nos recherches résumé dans le tableau comparatif suivant :

Eaux minérales sulfureuses, les plus connues, classées d'après leur degré de sulfuration.

N° D'ORDRE	LOCALITÉS	SOURCE	TEMPÉRATURE	ACIDE sulfhydrique pour 1000 gr. d'eau	SULFURE DE SODIUM pour 1000 gr. d'eau	SULFURE DE CALCIUM pour 1000 gr. d'eau	SOUFRE contenu dans 1000 gr. d'eau	NOMS des OBSERVATEURS
								MM.
1	Schinznach	Schinznach	28°5	0g 0560			0g 0527	Grandeau.
2	Enghien	La Pêcherie	10° à 14°	0.0462			0.0434	De Puisaye et Leconte.
3	Aix (Savoie)	De soufre	43° à 45°	0.0114			0.0390	Bonjean.
4	Allevard	Allevard	24°3	0 0381			0.0358	Duparquier.
5	Luchon	Bayen	66°		0g 0777		0.0319	Filhol.
6	Le Vernet	Anciens Thermes	51°8		0.0593		0.0267	Anglada.
7	Barèges	Le Tambour	45°		0.0404		0.0165	Filhol.
8	Labassère	Labassère	12°		0.0100		0.0164	Filhol et Poggiale.
9	Uriage	Uriage	26° à 27°	0.0169			0.0151	Gerdy.
10	Gazost	Gazost	12°5 à 13°		0.0320		0.0131	O. Henry.
11	Cauterets	César Vieux	48°		0.0308		0.0126	Buron.
12	Olette	La Cascade	78°		0.0301		0.0124	Bouis.
13	Challes	Challes	11° à 12°		0.0295		0.0121	O. Henry.
14	Eaux-Bonnes	Buvette	32°		0.0251		0.0102	Filhol.
15	Ax	Fontan	53°		0.0221		0.0091	Filhol.
16	Saint-Sauveur	Saint-Sauveur	34°		0.0217		0.0089	Filhol.
17	Amélie-les-Bains	Grand Escaldadon	61°		0.0205		0.0084	Filhol.
18	Aix-la-Chapelle	L'Empereur	55°		0.0195		0.0080	Liebig.
19	Moltig	Llupia	35°2 à 37°5		0.0148		0.0061	Filhol.
20	Saint-Gervais	Du Milieu	42°	0.0025		0g 00801	0.0060	Bourne.
21	Arles	Arles	»		0.0138		0.0057	Filhol.

On voit, d'après les chiffres inscrits dans la 8e colonne de notre tableau, que si nous comparons entre elles les principales eaux minérales sulfureuses, au point de vue du degré de sulfuration, nous pouvons conclure que l'eau de Schinznach est, sous ce rapport, la plus riche de toutes celles que l'on connaisse. En effet, 1 litre ou 1,000 grammes de cette eau et les suivantes contiennent :

Schinznach................... 5 cent. de soufre.
Enghien, Aix-en-Savoie, Allevard. 4 » »
Luchon, le Vernet............ 3 » »
Bességes, Labassère, Uriage.... 2 » »
Gazost, Cauterets, Ollette, Challes,
   Eau-Bonne................ 1 » »

Toutes les autres sources contiennent moins d'un centigramme de soufre pour la même proportion de leur eau (1).

Nous n'avons pas pu faire figurer dans ce tableau les eaux si connues de Baden en Autriche, de Baden en Suisse, de Loèche, Weissemberg, Gurnigel, etc., parce qu'elles appartiennent au groupe des eaux *sulfatées*, tandis que nous n'avons à nous occuper ici que des eaux sulfurées.

Ce tableau peut se passer de tout commentaire.

(1) Pour donner à ce travail de classification toute l'autorité et les garanties nécessaires, nous avons eu recours à la collaboration d'un homme spécial, M. Pernet, le savant professeur de chimie au Lycée de Troyes, qui, après de nombreuses recherches, a composé le tableau comparatif ci-dessus. La valeur et l'importance de ce tableau n'échapperont certes à personne. N'ayant trouvé rien d'analogue dans aucun ouvrage sur la matière, nous avons cru devoir, pour le mettre à l'abri de toute contestation, signaler les éléments qui ont servi de base à sa composition. Ces preuves irréfragables n'ayant pu, à cause de leur étendue, trouver place ici, nous les avons groupées dans une Note à la fin de ce travail.

Il démontre, avec l'évidence des chiffres, que parmi toutes les eaux sulfureuses les plus connues, celle de Schinznach doit, au point de vue du degré de sulfuration, occuper le premier rang.

DEUXIÈME PARTIE

CHAPITRE Ier.

Effet curatif des eaux sulfureuses.

Le soufre est, à la fois, un des médicaments le plus anciennement connu et le moins employé. Pourquoi cet abandon? Parce qu'il est insoluble, et conséquemment inassimilable; à l'état même de *fleurs de soufre lavé*, et à dose élevée, il ne fait que traverser le tube digestif comme un corps inerte. Combiné avec des corps simples métalliques ou autres, il n'est plus du soufre, et acquiert des propriétés qui le rendent peu propre à l'usage interne, et même d'une application difficile à l'extérieur.

Or, ce que l'art n'a pu nous donner, la nature nous le prodigue avec une abondance inépuisable dans les sources sulfureuses. Là, nous trouvons le soufre dans les conditions les plus parfaites d'assimilation, soit à l'état liquide, en extrême dilution, soit à l'état gazeux (gaz hydrogène sulfuré). Il peut ainsi être mis en contact non-seulement avec l'enveloppe extérieure du corps, mais encore avec les surfaces internes soit par la muqueuse des voies digestives et génito-urinaire, soit par celle des voies aériennes, et pénétrer ainsi tout l'organisme.

C'est seulement sous cette forme hydro-minérale, que le soufre peut trouver son véritable emploi, et remplir les *indications* multiples que nous allons passer rapidement en revue, et qui sont :

1° Indication relative à la médication altérante ;

2° Indication relative à la médication reconstituante ;

3° Indication relative à la médication substitutive ;

4° Indication relative à la médication révulsive ;

5° Indication relative à la médication résolutive ;

6° Indication relative à la médication sédative ;

1°. Indication relative à la médication altérante.

Les médicaments *altérants*, en changeant insensiblement la manière d'être de l'organisme, sont les plus propres à modifier les états constitutionnels et diathésiques. Si certaines manifestations diathésiques comme le cancer et le tubercule résistent fatalement à tous les efforts de l'art, d'autres, la scrofule et l'herpétisme notamment, finissent le plus souvent par céder aux modificateurs altérants appropriés. Les plus efficaces de tous sont, sans contredit, les eaux thermo-minérales, et les sulfureuses fortes, par leur spécialité d'action, y occupent incontestablement un des premiers rangs.

2°. *Indication relative à la médication reconstituante.*

Ici il ne s'agit plus, comme dans les diathèses, d'états morbides à caractères précis et spéciaux, mais de ces conditions peu définies accompagnant une foule de maladies chroniques, communes aux états pathologiques les plus divers, caractérisées par un abaissement de l'organisme au-dessous d'un certain degré et que l'on peut exprimer par le seul mot : faiblesse, ou mieux : *atonie.* La convalescence de maladies aiguës graves, l'évolution de certaines maladies chroniques sont souvent entravées ou perturbées par cette langueur de l'économie, la torpeur des fonctions et l'amoindrissement de la nutrition. Or, parmi les *reconstituants,* certaines eaux minérales, et surtout les sulfurées-thermales se présentent comme le moyen le plus puissant et le plus prompt. Ajoutons que si la médication précédente s'impose par sa spécialisation, celle-ci représente les applications les plus communes et les plus étendues, et aussi variées que le sont les manifestations protéiformes de l'*aménie.*

3°. *Indication relative à la médication substitutive.*

Si cette médication est d'une application plus restreinte, elle réclame, dans l'ordre des eaux minérales, la série des sulfureuses comme l'agent le plus actif et le plus sûr. S'agit-il de modifier certaines dyscrasies des membranes muqueuses et cutanées ; se propose-t-on dans certaines affections catarrhales ou psoriasiques de réveiller, de stimuler l'activité fonctionnelle des tissus en leur imprimant une réaction salutaire? cette indication sera parfaitement remplie par les eaux sulfurées-thermales qui, tout en conservant leur spécialité d'action, exercent ici, en outre, par leur simple contact, un effet substitutif certain.

Mais n'anticipons pas sur le chapitre de la *poussée* qu'on trouvera plus bas, à la place qu'il doit naturellement occuper.

4°. *Indication relative à la médication révulsive.*

Là encore nous craindrions d'empiéter sur la question de la *poussée*, si nous nous étendions sur le rôle dévolu aux eaux sulfureuses dans la médication révulsive. Qu'il nous suffise de dire, pour le moment, que ces eaux convenablemeni employées donnent des résultats prompts et sûrs, exempts des inconvénients des révulsifs ordinaires.

5°. *Indication relative à la médication résolutive.*

Les résolutifs les plus actifs ne suffisent pas toujours dans les engorgements les plus susceptibles même de résolution. Ce sont alors les eaux thermo-minérales qui se trouvent le plus naturellement indiquées. Si les engorgements viscéraux (foie, rate, utérus) cèdent presque exclusivement aux bicarbonatées, chlorurées et sulfatées sodiques, ceux qui accompagnent certaines dermatoses ; ceux plus opiniâtres dus à la scrofule ou à la diathèse syphilitique réclament spécialement les sulfureuses. A Schinznach, on leur associe habi-

tuellement, dans ces derniers cas, l'eau iodo-
bromurée de la source voisine de Wildegg. Il y a
peut-être là un inconvénient au point de vue de
l'art, car, dans le résultat obtenu, il est assez difficile de faire la part de chacun de ces deux
agents. Mais, d'un autre côté, leur emploi simultané permet d'atteindre le but plus sûrement et
plus promptement.

6°. *Indication relative à la médication sédative.*

Cette médication se confond si souvent avec la
médication *reconstituante*, les états morbides qui
les indiquent reconnaissent si fréquemment une
telle communauté d'origine, qu'au premier abord,
il peut paraître superflu de s'occuper séparément
de chacune d'elles. Cependant, il faut remarquer
que, si la *faiblesse* et l'*anémie* produisent chez certains tempéraments de l'alanguissement et de la
torpeur, chez d'autres c'est le contraire qui arrive.
Ils sont en proie à une mobilité, à une surexcitation, à un éréthisme nerveux qu'il faut calmer
avant tout par des *sédatifs* appropriés, sous peine
de voir échouer les *reconstituants* les mieux indiqués. Les eaux thermales sulfureuses, et surtout
celles à base de chaux, répondent efficacement à
cette double indication.

Nous rapporterons plus bas plusieurs faits
très-remarquables, à l'appui de ces propositions
générales.

Rappelons, en terminant, l'action bien connue
et toute spéciale du soufre dans les affections
parasitaires soit dans les psores, où il tue promp-

tement les *acaries,* soit dans le favus, le sycosis, le pityriasis, etc., où il détruit les champignons parasites, causes déterminantes de ces divers états.

Citons enfin, pour mémoire, l'effet des eaux sulfureuses prises à l'intérieur sur les entozoaires ou vers intestinaux qu'elles font disparaître rapidement.

Ce coup-d'œil rapide montre suffisamment l'importance thérapeutique des eaux sulfureuses dans une foule de maladies chroniques. Or, on a vu plus haut quel rang occupe, parmi ses congénères, la source de Schinznach au point de vue du degré de sulfuration.

CHAPITRE II.

Effets thérapeutiques de quelques autres éléments de la source.

Ce n'est pas seulement par sa haute teneur en soufre que se recommande la source de Schinznach. Plusieurs autres éléments viennent s'y ajouter pour en rehausser la valeur. Parmi les substances diverses de sa riche minéralisation, il en est trois des plus répandues dans la nature, et dont les applications bien connues répondent également à plusieurs des indications que nous venons d'étudier.

Ce sont la *chaux,* le *chlorure de sodium* et le *fer.*

La *chaux.* D'après l'analyse de M. Grandeau, la

chaux décèle sa présence dans l'eau de Schinznach,
en la triple combinaison que voici :

Carbonate de chaux.... 0,250 gram.
Sulfate de chaux....... 1,091 »
Sulfure de calcium..... 0,008 »
pour un litre d'eau.

On sait que les eaux minérales à base de chaux
mises en contact soit avec la peau, soit avec les
muqueuses, produisent sur ces membranes un effet
dessicatif marqué. En présence du soufre, cette
base forme des composés nouveaux participant
des propriétés inhérentes à chacune de ces substances, et atteignant leur plus haut dégré d'activité par leur réunion très-diluée dans les eaux
sulfurées calciques. C'est ainsi que ces eaux, non-
seulement atténuent et tarissent par leur simple
contact les hypersécrétions des tégumènes externes
et internes, mais elles exercent encore une action
générale et spéciale sur les affections herpétiques
et catarrhales dont ces manifestations morbides
sont le produit. A ce double titre, elles remplissent, à la fois, les indications relatives à la médication substitutive, résolutive et reconstituante.

Le *chlorure de sodium*. D'après la même analyse,
un litre d'eau de Schinznach contient 0,585 gram.

Des eaux purement chlorurées sodiques, qui ne
contiendraient que cette quantité de sel, pourraient
être considérées, à bon droit, comme des eaux fai-
blement minéralisées. Mais ici, cette base se trouve
en présence de l'acide sulfhydrique si abondant
dans notre source. Cette co-existence, fort rare

d'ailleurs (1), compense largement, par suite des combinaisons diverses qui en naissent, la faiblesse numérique relative de ce sel dont l'action acquiert ainsi une énergie qu'elle ne saurait avoir dans les conditions de minéralisation ordinaire.

Si donc habituellement le chlorure de sodium, en tant que sel minéralisateur, remplit les indications de la médicationn altérante et résolutive, ici, en se sulfurant, il représente, en plus, la médication substitutive et reconstituante.

Le *fer*. Si l'on se rapporte à la même analyse de M. Grandeau, un litre d'eau de Schinznach ne contiendrait que : sesquioxyde de fer 0,005. Voilà une quantité bien minime. Mais un autre chimiste fort distingué, M. Laué, de Wildegg, qui s'est livré à de nombreuses recherches sur ce sujet, affirme avoir trouvé dans cette eau une quantité de fer beaucoup plus considérable, en traitant le résidu de l'évaporation non pas par l'acide chlorhydrique, mais par l'acide sulfurique pur.

Quoi qu'il en soit, il est bien reconnu que, de tous les éléments minéralisateurs, c'est le fer qui partout est le moins abondant, et d'autre part, que de toutes les eaux minérales, ce sont les sulfureuses qui en contiennent le moins. Aussi n'avons-nous à nous occuper de cet agent qu'au point

---

(1) Si rare, que le *Dictionnaire des Eaux minérales*, t. I, p. 144 (Durand-Fardet et Le Bret. Paris, 1860) ne fait figurer dans cette classe que deux sources, savoir : Uriage et Aix-la-Chapelle. Or, on vient de voir dans notre tableau comparatif que la première occupe le neuvième et la seconde le dix-huitième rang, au piont de vue de la sulfuration.

Ainsi 1 litre d'eau de Schinznach contient 5 centigrammes de soufre,
    »   d'Uriage,   »   2   »   »
    »   d'Aix-la-Chapelle, moins d'un centigramme.

de vue de son action thérapeutique, et indépendamment de la dose.

Sans trop nous écarter de notre sujet, nous ferons remarquer que les ferrugineux, n'importe
la dose et la préparation, sont assez souvent suivis
de déceptions d'autant plus pénibles et inattendues
que leur indication était plus formelle. Quel est le
praticien qui n'a pas vu la chlorose et la chloro-
anémie résister parfois opiniâtrémeut à leur emploi fort prolongé? C'est que, lorsque ces affections
sont constitutionnelles et profondes, il ne suffit
pas de saturer l'organisme de ces préparations en
vue de restituer aux globules sanguins le fer dont
ils sont plus ou moins dépourvus; mais il faut
rendre ce métal assimilable, en relevant les forces
et les facultés assimilatrices de l'économie qui lui
font défaut. Ce double but peut aisément être atteint par une eau minérale renfermant, outre l'élément ferrugineux, des principes reconstituants
autres en quantité suffisante pour lui préparer les
voies, et hâter ainsi son action propre et spéciale.

L'eau de Schinznach réunit à un haut degré ces
conditions curatives complexes, et sa richesse en
acide carbonique rendrait assimilables des substances même autrement réfractaires que le fer.

Outre ce métal, le même chimiste, M. Laué,
prétend avoir trouvé dans l'eau de Schinznach des
phosphates, de la strontiane, du cuivre, du fluor,
du bitume, et ce qui, dit-il, « est le plus intéres-
» sant, un acide organique qui, concentré, se con-
» serve longtemps, se laisse distiller, dissout la
» chaux, mais qui, mêlé avec de l'eau chaude, se

» décompose très-vite et livre de l'acide carbo-
» nique. »

Malgré toute notre confiance dans ce savant chimiste, en l'absence de données précises, et sur-tout d'une analyse quantitative formelle, nous ne pouvons que nous borner à ce simple énoncé, comme pour prendre date, sans en tirer aucune conséquence pratique.

Ce que nous savons avec certitude de la composition chimique de l'eau de Schinznach, suffit amplement pour justifier les applications thérapeutiques de celle-ci que nous venons d'esquisser à longs traits, et que nous étudierons plus bas avec tous les développements qu'elle comporte.

CHAPITRE III.

___

Emploi de l'eau de Schinznach.

On sait que, près de certaines sources minérales l'eau n'est employée qu'en boisson, près d'autres en bains seulement, et près de la plupart l'usage interne et externe est simultané. Schinznach est dans ce dernier cas. Pour suivre l'ordre naturel, nous commencerons par le mode d'emploi de notre eau à l'intérieur.

Boisson. Le premier soin des malades en arrivant à Schinznach, c'est de se rendre à la buvette, déguster l'eau de la source. Ceux qui ont quelque habitude de l'eau sulfureuse, s'exécutent bravement, avalent leur verre d'eau d'un trait, lui trouvent un air de famille avec celle d'une source quelconque des Pyrénées ou d'une autre analogue, et les voilà tout décidés à suivre des habitudes contractées ailleurs. Avec les novices, c'est autre chose. Ils la dégustent d'abord; après la première gorgée, ils se récrient qu'elle est mauvaise, qu'elle n'est ni chaude ni froide, qu'elle sent l'œuf couvé, qu'elle est salée, amère, etc., etc.; la seconde gorgée leur est encore plus désagréable. En effet, pendant ces récriminations le verre en main, l'eau exposée à l'air libre se trouble, s'altère, se décompose, perd son homogénéité et sa saveur native, et n'offre plus au goût qu'un mélange confus des différents éléments qui la constituent. Cependant, cette première répugnance est bientôt passée, l'accoutumance s'opère rapidement, et il n'est pas rare de voir les détracteurs de la veille, devenir les trop fervents du lendemain, et les plus récalcitrants du début, être les plus portés à l'abus.

Si on examine avec un peu d'attention la disposition de nos trois buvettes, on constate bientôt que rien n'a été négligé pour conserver à l'eau destinée à la boisson toutes ses propriétés physiques et chimiques. Situées aux deux extrémités du bâtiment de la deuxième classe, l'une, la principale, à l'ouest, au-dessus même de la source, les deux autres dans la trinkhalle du chalet à l'est; elles sont disposées de manière à ce que l'eau y arrive absolument à l'abri du contact de l'air extérieur. L'eau est ainsi puisée et ingérée dans ses conditions naturelles d'existence, dans l'intégrité de tous ses éléments minéralisateurs fixes et gazeux. Or, les gaz sulfhydrique et acide car-

bonique étant les éléments les plus précieux peut-
être de notre source, on ne saurait trop recommander aux buveurs d'éviter la moindre déperdition de ces gaz. Rien d'ailleurs de plus aisé. Par
suite de l'écoulement rapide et continu des buvettes, un verre d'eau de 250 grammes est rempli
en trois secondes ; il n'en faut pas d'avantage pour
en ingérer le contenu. Si donc ces deux petites
opérations se font et se succèdent régulièrement
et sans interruption aucune, le but est atteint.
L'eau arrivera à l'estomac sans offusquer le goût
ni l'odorat, et ce qui est plus important, sera assi-
milée dans toute sa pureté et son intégrité native.

Maintenant, à quelle dose doit-elle être prise ?

De ce que quelques buveurs ont pu s'ingurgiter
sept à huit verres d'eau et plus dans une matinée
impunément, il ne s'en suit pas que ce soit là un
exemple bon à imiter. Nous ne le conseillerons à
personne. C'est un abus. L'eau de Schinznach prise
même modérément produit, à la longue, de la
constipation due sans doute à la présence des principes calcaires et ferrugineux qu'elle renferme.
Or, il répugne de recourir aux évacuants dans le
cours de la cure. La dose de la boisson doit donc
être non—seulement modérée, mais encore frac-
tionnée.

On prendra donc trois à quatre verres d'eau par
jour, à plusieurs heures de distance chaque verre,
savoir : un à deux à jeun avant le bain, un autre
entre onze heures et midi, et un troisième vers six
heures du soir, avant le second bain. Les enfants
ne prendront que la moitié de cette dose.

Cette prescription a provoqué quelquefois l'étonnement chez certains buveurs qui ont suivi d'autres pratiques ailleurs. Ils objectaient que près d'autres stations ils buvaient leurs sept, huit verres et plus dans l'espace d'une à deux heures, avec la seule précaution de se promener pendant ce temps dans les environs de la buvette, et qu'ils s'en étaient fort bien trouvés. A ceux-là nous devons une réponse et une explication. Toutes les eaux minérales ne se ressemblent pas plus que ne se ressemblent les affections qu'elles sont destinées à combattre. On peut cependant les ranger en plusieurs grands groupes. D'abord les eaux dites *de table*. Vals, Soultzmatt, Saint-Galmier, etc., etc. Nous n'avons point à nous en occuper ici. Il en est de même des eaux purement *ferrugineuses* : Spa, Bussang, Orezza, Saint-Moriz, etc. Puis les eaux purgatives dont la qualification en indique suffisamment l'usage et le but, soit qu'elles doivent agir sur le tube digestif directement, comme dans la constipation opiniâtre, dans certaines dyspepsies, etc., soit indirectement sur quelques viscères annexes ou éloignés : obstruction, engorgement du foie, de la rate, de l'utérus, congestion cérébrale, épanchements divers, œdème, etc. L'action de ces eaux devant être immédiate, on doit en ingérer en une séance jusqu'à effet purgatif, qui sera d'autant plus prompt et sûr qu'on en aura bu davantage et à des intervalles plus rapprochés, la promenade aidant, si l'on veut. C'est ainsi que cela se pratique à Carlsbad, à Marienbad, Niederbronn, etc., etc., et fort judicieusement.

Viennent ensuite les eaux *alcalines*. Les goutteux,

les graveleux, les calculeux y affluent. Il ne s'agit là de rien moins que de neutraliser l'excès d'acide urique qui imprègne ou incruste une grande partie de leurs tissus, d'en dissoudre et expulser les concrétions, et d'adoucir ainsi les souffrances, de parvenir à guérir les ravages qui en résultent. Pour arriver à *alcaliniser* leur organisme, ils n'hésitent pas à l'imbiber, à le pénétrer, à l'inonder à grand lavage intérieur, et plus l'élimination de l'eau ingérée se fait rapidement, et plus vite ils y suppléent par des quantités nouvelles et renforcées. C'est ce qui se voit journellement à Vichy, à Contrexeville, à Vittel, etc., etc.

Peut-on, doit-on agir de même aux eaux sulfureuses, et notamment à Schinznach où tout diffère : indication, but et moyen? On vient ici très-généralement pour combattre telle ou telle manifestation herpétique (dartres) ou strumeuses (scrofules) ou catarrhale ou même tuberculeuse. Modifier des diathèses, transformer un état constitutionnel, changer la crase du sang, voilà certes une œuvre lente et ardue. On ne peut espérer d'y arriver, le modificateur approprié étant donné, que par une action graduellement progressive, prolongée, et autant que possible incessante. La durée de la cure étant relativement courte (21 jours), il faut y suppléer en multipliant l'emploi de l'agent curatif. Si donc vous buvez votre dose d'eau en une séance, vous n'aurez qu'une action passagère et fugace. Les fortes doses ou constipent en peu de temps, et on sera forcé de recourir aux purgatifs qui, répétés, ne manqueront pas de troubler la marche et les effets de la cure, ou bien en buvant abondamment et rapidement, la boisson sera éliminée avec la même rapidité, en entraînant dans ce lavage les principes minéralisateurs sur lesquels nous devons compter le plus. En ne buvant, au contraire, qu'à dose modérée et répétée à intervalles un peu éloignés, vous vous trouvez pendant toute la cure sous l'influence incessante de votre boisson minérale. L'éliminatiou de sa partie aqueuse s'opérant ainsi plus lentement, l'assimilation de ses éléments minéralisateurs ne se fera que plus sûrement.

Une dernière observation. Certains malades connaissant soit par expérience, soit par ouï-dire l'habitude suivie près de quelques sources sulfureuses, et à Eau-Bonne notamment, de couper l'eau avec différentes infusions ou autres préparations pharmaceutiques, s'étonnent de ne pas trouver les mêmes pratiques ici. Nous n'avons ni à approuver ni à désapprouver les errements suivis ailleurs, et contre lesquels, du reste, nos confrères les plus éclairés s'efforcent avec plus ou moins de succès de réagir. Nous dirons seulement, pour ce qui nous concerne, que, si d'une part notre eau n'est pas si excitante pour que l'on ait besoin de la mitiger, elle est, d'autre part, assez active pour se passer de tout adjuvant quelconque.

Nous dirons donc, en nous résumant, qu'une eau minéralisée comme la nôtre est un liquide organisé et vivant ; qu'elle perd ses meilleures propriétés si elle n'est prise à l'instant du puisement ; qu'elle est d'autant plus sûrement assimilable qu'elle est prise à doses fractiounées et répétées à plusieurs heures d'intervalles ; et enfin qu'elle doit

être prise pure et sans aucune sorte de mélange.
Que, s'il se présentait dans le cours de la cure
quelques indications particulières pressantes, on
peut réserver les médicaments propres à y satis-
faire à d'autres heures de la journée et à une distance suffisante des prises de l'eau minérale.

CHAPITRE IV.

Usage externe.

BAINS

Les bains ont toujours constitué la partie essentielle du traitement à Schinznach. Autrefois, on
en prenait invariablement deux par jour et d'assez
prolongés. C'était au temps où l'on ne traitait à
cette station que des maladies de la peau exclusivement. Mais depuis que le cercle de ses applications s'est élargi, on a mis plus de discernement
dans le mode d'emploi des bains en les variant
suivant les cas divers qui se présentent.

Mais d'abord quelques mots sur le mode d'action des bains en général.

Les balnéologues les plus compétents ont cru
jusqu'à ces derniers temps, et bien des gens du
monde croient encore, que le bain agit par absorption, et que, par conséquent, plus on reste dans
le bain et plus on absorbe d'eau. Il n'en est rien.
Il résulte des investigations les plus rigoureuses,
que la peau saine revêtue de son épiderme intact
est un tissu imperméable. Ce n'est pas ici le lieu de

décrire la structure anatomique de ce tissu ni les nombreuses expériences qui prouvent son imperméabilité. Qu'il nous suffise de rappeler en peu de mots que la peau se compose de deux couches : le derme et l'épiderme, et que celui-ci est formé, 1° d'une couche profonde à cellules cylindriques qui est le réseau de Malpighi, contenant dans ses mailles le *pigment* ou la matière colorante, si abondante chez la race nègre; 2° d'une couche superficielle, à cellules polyédriques, *cornée*. Cette enveloppe cornée, sa disposition lamelleuse, en écailles, offrirait déjà à elle seule un obstacle plus que suffisant à l'absorption des liquides. Mais il y a plus. L'épiderme est non-seulement enduit, mais imprégné d'une matière sébacée graisseuse si facilement appréciable chez les personnes qui ont, ce qu'on appelle, la peau huileuse, et qui forme une véritable couche de vernis isolante et protectrice des tissus sous-jacents, une barrière impénétrable contre les corps extérieurs qui ne sont pas de la nature des fluides, comme la chaleur, l'électricité, ou des gaz et des états analogues de la matière.

Cependant, la croyance à l'absorption cutanée était tellement enracinée, elle a été défendue avec tant de zèle et d'ardeur, et par des convictions sincères, et surtout par des intérêts extra-scientifiques alarmés du reste à tort, qu'on a cru devoir corroborer ces données anatomo-physiologiques par l'expérimentation directe.

On a commencé par des pesées. On a pesé des baigneurs à l'entrée et à la sortie du bain; on a pesé l'eau du bain avant et après l'immersion, et voici ce qu'on a constaté. Dans un bain de 15 à 20°, le poids du corps peut augmenter de 45 grammes en cinq quarts-d'heure, et diminuer de 160 grammes pour cinq quarts-d'heure d'immersion dans un bain à + 36°, de manière qu'il y aurait un degré que Kuhn a appelé *isotherme* où le corps ne perdait ni n'augmentait de poids (1), la légère augmentation dans le bain froid devant être attribuée à l'absorption des muqueuses anale, urétrale, glando-préputiale et vulvo-vaginale (2), et la diminution du poids dans le bain chaud étant due à une déperdition égale de la sueur.

Donc résultat de la balance contre l'absorption cutanée.

On ne s'en tint pas là, et la chimie dut prononcer en dernier ressort. Des expérimentateurs courageux n'ont pas hésité de séjourner pendant de longues heures dans des bains saturés de substances toxiques d'une violence extrême. Eh bien, l'arsenic, le sublimé, la strychnine, l'iode, etc., qui, introduits par d'autres voies, se retrouvent si facilement dans la salive, les larmes, la sueur, les urines, etc., mis en contact avec la peau, au moyen de bains plus ou moins prolongés, n'ont jamais décélé leur présence dans aucune des humeurs excrémentielles, et les expérimentateurs n'ont jamais éprouvé le moindre malaise par suite de ces longues immersions (3). Voilà qui est péremptoire.

(1) Mougeot. *De l'Absorption.* Bulletin de la Société médicale de l'Aube, p. 60. Troyes, 1865.

(2) Demarquet. *Recherches sur l'Absorption*, p. 18. Paris, 1867.

(3) M. le professeur Teissier, de Lyon, vient de nous transmettre très-obligeamment une note qui lui a été communiquée, à notre usage, par un

Mais, a-t-on objecté, si la peau n'absorbe pas, comment expliquer l'action très-réelle des onguents et des pommades? Rien de plus aisé. On sait que ce ne sont ni les graisses ni les liquides de ces onguents, mais les poudres médicamenteuses y incorporées qui en sont le principe actif. Or, la pulvérulence de la matière est l'état triomphant de celle-ci pour l'absorption cutanée. Et voici comment : Les pommades et les onguents n'agissent pas par simple contact, mais par suite de frictions plus ou moins répétées et prolongées ; il y a là un véritable *compelle intrare*. Les poudres presque toujours insolubles qui font la partie es-

de nos confrères, qu'il a eu l'occasion de voir fréquemment l'été dernier, aux eaux de Baden (Suisse).

Notre très-distingué et malheureux confrère, **M.** de Montbéliard, est atteint depuis sept ans d'une *arthritis déformans* de toutes les articulations, même des vertébrales, avec douleurs tétaniques musculaires, et névralgies intercostale et sciatique. Depuis cette époque, la marche est absolument impossible.

En 1871, le malade a pris, à Baden, deux bains par jour, de deux heures chacun : en tout quatre-vingts bains, « sans aucun résultat sensible.»

En 1872, il a pris, à la même station, depuis le 1er juin jusqu'au 9 septembre, tous les matins, pendant deux heures et demie, un bain d'eau minérale à 26°, « additionné le premier jour de 100 grammes d'*arseniate de soude*, et en augmentant chaque jour de 100 grammes jusqu'à la dose de *deux kilogrammes*. Ces bains composés *n'ont déterminé aucun des accidents qui surviennent à la suite d'une intoxication arsénicale* et ont été parfaitement supportés. » Légère amélioration après ces quatre-vingt-dix-neuf bains.

En 1873, cure à Baden depuis le 19 juin jusqu'au 23 août : Tous les matins un bain de deux heures à 26°. A chaque bain, il a été joint du sublimé corrosif, en commençant par 50 grammes et en augmentant chaque jour de 50 grammes *jusqu'à* 500 *grammes*. Ces bains composés ont été continués pendant 55 bains. *Ils n'ont déterminé aucun des accidents d'une intoxication mercurielle*, ni salivation, ni accidents intestinaux. Aucune trace de sublimé dans les urines. Résultat thérapeutique nul.

Nous pouvons donc conclure avec la Commission de la Société d'hydrologie médicale de Paris, « que la peau de l'homme n'est pas la voie choisie par la nature pour faire pénétrer les liquides dans l'économie. »

sentielle de leur composition, écartent, par l'effet
des frictions, les lamelles de l'épiderme, les déchirent, les ramollissent, les incrustent et pénètrent ainsi dans les couches profondes d'où elles
sont portées au loin par l'absorption, parcourant
ainsi forcément les trois phases de cette importante fonction, savoir : l'imbibition, la pénétration
et l'absorption. Rien de pareil ne saurait être ac-
compli par le simple contact de quelque liquide
que ce soit, et quelque prolongé qu'il fût.

La non absorption cutanée prouvée et admise,
quel peut être l'effet du bain, quelle action peut-
il exercer sur l'organisme? — Le bain agit par le
changement du milieu, par la différence de pression; et suivant sa température, par l'éréthisme ou
le relâchement des éléments contractiles de la
peau, par la stimulation ou la sédation des nerfs
vaso-moteurs, par le resserrement ou la dilatation
des capillaires périphériques, par le ralentissement
ou l'accélération de la circulation, par la diminution ou l'augmentation de la transpiration, et enfin par le spasme ou la détente générale qu'il produit.

Si ce sont là des phénomènes communs à toute
espèce de bains, ceux d'eau minérale en offrent
plusieurs autres qui leur sont propres, et au premier rang desquels il faut placer cette force mys-
térieuse, invisible, impondérable qui nous entoure
et nous pénètre de toute part, qui est un des
agents les plus actifs de nos fonctions les plus délicates, et dont l'influence se développe et grandit
dans certaines conditions particulières, parmi lesquelles les eaux minérales jouent incontestable-

ment un rôle important. Cette force, c'est l'électricité.

Quand Bordeu, dans son langage pittoresque, appelait les eaux minérales des *eaux vivantes*, quand d'autres hydrologues après lui se sont servi du même terme, était-ce par allusion à la force électrique qui anime ces eaux? En tous cas, ce ne pouvait être de leur part qu'une simple supposition, une pure hypothèse intuitive; car les recherches sérieuses sur ce sujet sont de date relativement récente. C'est à Scoutteten qu'on les doit. A un âge qui est celui du repos pour beaucoup, ce travailleur infatigable visita les principales stations thermales de la France et de l'étranger, et s'y livra à de laborieuses investigations sur les rapports de l'électricité avec la composition et l'action des eaux thermo-minérales. Les matériaux ainsi recueillis ont servi de base, d'abord à de nombreux mémoires adressés à différentes Sociétés savantes, puis à un livre remarquable, qui n'avait qu'un défaut, celui d'avoir voulu trop prouver. Ces travaux eurent le sort réservé à bien des œuvres semblables. Les théories, les déductions et les conclusions, en pareille matière presque toujours contestables, ont été et seront toujours contestées; tandis que les faits d'observation patiente, sagace et précise resteront.

Nous ne nous occuperons ici que de ceux afférents à notre sujet.

On sait que toute combinaison chimique produit de l'électricité, en conséquence, tout échange de matériaux, tout mouvement de composition et de décomposition de nos tissus ne s'opérant que par des réactions chimiques incessantes, cette chimie vivante produit en nous incessamment de l'électricité. D'un autre côté, les eaux minérales, en traversant les couches profondes du sol, se minéralisant par des combinaisons chimiques multiples, produisent de l'électricité. La première est positive et la seconde négative.

Restait à savoir si ces deux électricités réagissaient l'une sur l'autre, et jusqu'à quel point? Théoriquement, on pouvait l'admettre, en vertu de la loi des affinités, leur nature contraire étant donnée. Scoutteten a prouvé cette action expérimentalement, en a déterminé les conditions, mesuré les degrés, et a, de plus, démontré avec la même précision que la tension électrique des eaux minérales est en raison directe de leur thermalité et du degré de leur minéralisation. Ainsi, avec l'eau distillée, le galvanomètre de Nobili ne donne qu'un très-faible écart : avec l'eau minérale, l'écart est suivant la température et la minéralisation de 30° à 70° ; l'eau sulfureuse fait dévier l'aimant de 80° à 90°.

L'action de cette électricité sur le corps humain peut être démontrée de la manière suivante. On applique une lamelle de platine sur la langue d'un baigneur, ou bien on pique dans la peau une aiguille armée d'un fil conducteur dont l'autre extrémité plonge dans le bain, en fermant le courant par le galvanomètre, on obtient instantanément un courant positif. On a ainsi la preuve que cette électricité vient de l'eau pour pénétrer dans le corps. La force du courant dans l'eau simple est de 15° ; dans l'eau minérale artificielle, de 20° à 30; dans l'eau minérale fraîchement puisée, de

70 à 80°; dans l'eau sulfureuse, de 80 à 90°.

L'habile expérimentateur nous a fait assister maintes fois à ses démonstrations, et, en dernier lieu, avec l'illustre physicien Scœnbein, de Bâle. Mais, tout en reconnaissant l'exactitude des faits que Scoutteten nous a révélés par ses recherches opiniâtres, tout en rendant hommage au savant convaincu, nous n'oserons point le suivre dans la voie obscure où il est si facile de s'égarer. Que les eaux minérales produisent de l'électricité, c'est incontestable; que les eaux sulfureuses produisent la tension électrique la plus considérable, c'est certain; que cette électricité peut pénétrer dans le corps humain, ce n'est point douteux; qu'elle agit sur l'inervation, la nutrition et sur quelques autres fonctions moins importantes, c'est probable. Aller plus loin, ce serait obscurcir l'inconnu par le mystérieux. *Melius sistere grado.*

En même temps que par l'électricité le bain d'eau minérale agit par ses sels et ses gaz, soit par simple effet de contact, soit par l'effet des substances calciques et potassiques de l'eau sur les follicules et la matière cébacés et les glandules et le liquide sudorals, soit par les réactions réciproques des sels du bain et des sels de l'économie, suivant les rapports de la salure du bain avec la salure du sang.

Nous regrettons de ne pouvoir qu'effleurer ici ce sujet qui pourrait prêter à de longs et intéressants développements. Mais nous avons hâte de clore ce chapitre déjà long, par l'étude de l'action spéciale des bains sulfureux, et particulièrement de ceux de Schinznach.

Nous ne reviendrons plus sur la question de l'action dynamique de l'électricité que pour rappeler que c'est l'eau sulfureuse qui accuse la tension électrique la plus élevée. Nous ne répéterons pas non plus, après tant d'autres, la distinction banale en effet physiologique et en effet thérapeutique des bains sulfureux, le premier n'étant, quoiqu'on en ait dit, rien moins que connu, et le serait-il, que cela ne servirait de rien dans l'application thérapeutique. Ces effets sont trop dissemblables pour qu'on puisse conclure du résultat de l'un à celui de l'autre. L'homme en santé se sent fortement courbaturé, éprouve une foule d'autres malaises après quelques bains sulfureux ; par contre, le psoriasique, le syphilitique, l'œzémateux et même certains catarrheux peuvent en prendre un grand mombre et plus ou moins prolongés impunément. Ce n'est donc qu'au point de vue curatif que nous devons considérer ici le mode d'action des bains sulfureux.

Par l'effet combiné de ses sels et de ses gaz, le bain sulfureux produit une double action, l'une externe et l'autre interne. La première est une action de contact, topique, à la manière de toute autre application médicamenteuse externe, avec cette différence en plus qu'elle s'exerce instantanément, dès l'immersion et sur toute la surface cutanée à la fois. Aussi, dans les sulfureuses fortes comme à Schinznach, la peau rougit-elle promptement et avec d'autant plus de rapidité et d'intensité qu'elle est plus fine, plus vasculaire et pourvue d'un réseau capillaire plus développé. Nous avons même remarqué, dans nos thermes, que cette rubéfaction de la peau n'était pas sans relation avec l'intégrité des principales fonctions de l'économie, et notamment avec celles de la nutrition et de l'hématose. Nous y reviendrons à propos de la *poussée*, en indiquant le parti que la thérapeutique thermale peut en tirer.

Si cette action externe du bain sulfuré-thermal se produit par le concours simultané de tous ses principes minéralisateurs tant fixes que gazeux, c'est à ces derniers que doit être attribuée son action interne, à l'aide de leur double pénétration dans l'organisme par les deux larges voies d'absorption cutanée et respiratoire. On sait, en effet, que si la peau est impénétrable aux liquides, il n'en est point de même quant aux corps gazeux. La ténuité de leurs molécules, leur force d'expansion, et, peut-être aussi, une certaine action dissolvante qu'ils exerceraient sur le vernis protecteur épidermique, leur ouvrent un passage facile à l'absorption cutanée. L'absorption des gaz par la muqueuse bronchique est non moins incontestable. Il serait inutile d'y insister après les beaux travaux de M. Demarquay. Ainsi introduits, ces gaz sont, à chaque mouvement respiratoire, lancés dans le torrent de la circulation et portés à tous les tissus et organes, en modifiant d'abord ceux qui leur ont servi de passage et de véhicule.

Tel nous paraît être le mode d'action multiple du bain sulfuré-thermal :

1° Action dynamique de tous les éléments minéralisateurs : électricité ;

2° Action topique de tous les éléments minéralisateurs, pouvant aller, comme à Schinznach, jusqu'à la rubéfaction ;

3° Action interne générale et locale par absorption cutanée et pulmonaire des principes minéralisateurs gazeux.

L'intensité de ces phénomènes est en raison directe de la richesse de minéralisation des sources.

Or, le haut degré de sulfuration de la source de Schinznach imprime une grande énergie à tous ces phénomènes. Sa puissante action dynamique y est accusée par le maximum de déviation de l'aimant du galvanomètre de Nobili ; son action topique s'y révèle par la rubéfaction de la peau, et l'action de ces gaz y est attestée à la fois par cette même rubéfaction et par leurs effets sur les muqueuses palpébrales et oculaires (ophtalmie thermale) et sur celles des voies respiratoires.

La rubéfaction de la peau se produit, à très-peu d'exceptions près, chez tous les baigneurs, et dès le premier bain jusqu'au dernier. Elle ne donne lieu à aucune sensation particulière, et le plus souvent le baigneur ne s'en aperçoit qu'en sortant de l'eau, au moment où elle commence à disparaître. Cette rougeur de tout le corps se reproduisant successivement pendant toute la durée du bain et pendant toute la saison, ses mouvements fluxionnaires périodiques ainsi provoqués répondent parfaitement à l'indication substitutive et révulsive dont on verra plus bas les résultats.

L'importance des gaz acide carbonique et sulfhydrique dans la minéralisation de notre source n'a point échappé à l'administration, et rien n'a été négligé dans les procédés balnéaires pour en prévenir la déperdition. Presque toutes les baignoires étant en forme de piscines en porcelaine blanche, des tubes mobiles en zinc coudés et plongeants peuvent être adaptés à tous les robinets. L'emploi de ces tubes exerce une assez grande influence sur la richesse en soufre du bain. En effet, un bain fait sans tubes ne contient que : soufre $0^{gr}0,393$, hydrogène sulfuré $0^{gr}0,418$, tandis que le bain préparé avec la même eau, à la même température, mais avec l'emploi de tubes, en contient : soufre, $0^{gr}0,444$; hydrogène sulfureux, $0^{gr}0,473$ par litre, soit une différence de $0^{gr}0,053$ (ou 11,2 pour 100 en faveur du bain préparé avec tubes (1).

Ce même procédé empêche également la déperdition du gaz acide carbonique, qui tient dans un état de dissolution complète tous les éléments minéralisateurs.

C'est ainsi que l'eau peut conserver sa limpidité, son homogénéité et toutes ses propriétés curatives.

Le service balnéaire se faisant avec une grande régularité, avec une exactitude scrupuleuse, on ne saurait trop engager les baigneurs à se rendre à l'heure convenue, au moment précis où il vient d'être préparé. Exposée à l'air par des retards plus ou moins longs, l'eau ne peut que perdre de son efficacité.

A certains jours, à certaines heures, l'eau du bain se trouble très-promptement et prend des teintes foncées. Cela coïncide avec certains phénomènes cosmiques, tels que : baisse baromé-

(1) GRANDEAU, *Recherches,* p. 40.

trique subite, approche d'un orage, dégagement et choc de l'électricité atmosphérique, etc.

A certains moments aussi, il se dépose au fond de quelques baignoires une petite quantité de poudre noire impalpable dont la présence est plus ou moins désagréable à certains baigneurs tant qu'ils en ignorent l'origine et la nature. Cette poudre n'est autre chose que du sulfure de fer que l'eau forme et entraîne dans son passage à travers les tuyaux de fonte. Une légère solution de fer dans un bain sulfureux est loin d'avoir des inconvénients.

Température. La température du bain à Schinznach varie selon les affections et les tempéraments entre 25 à 30° Réaumur. — 30 à 37° centigrades, ce qui donne une moyenne générale de 27° R. ou 34° centigrades; mais il est bien difficile de la fixer avec précision. Ce qu'il y a de mieux à faire à cet égard, c'est de s'en rapporter à l'impressionnabilité individuelle du baigneur, qui est encore le meilleur thermomètre. Celui-ci peut d'ailleurs, au besoin, à l'aide des robinets qu'il a sous sa main, modifier et adapter la température du bain au gré de ses sensations actuelles, en se gardant, bien entendu, de tout excès également nuisible. Toutefois, la moyenne de 27° R. 34 c. est très-généralement suffisante.

Aussi, est-ce d'après ces principes que le nouveau chauffage à la vapeur a été réglé. Deux grandes chaudières, ainsi qu'on l'a vu plus haut, sont chauffées invariablement à 34° c., et une troisième est poussée jusqu'à 38° c. pour des besoins exceptionnels. Le chauffage ainsi pratiqué réunit toutes les conditions désirables, et répond à toutes les exigences possibles.

Durée. La durée du bain est également variable selon les cas et les indications. Elle est rarement au-dessous d'une demi-heure, et au-dessus de deux heures ; et encore ne doit-on atteindre ce dernier terme que par une progression plus ou moins rapide. En général, dans les affections internes, dans celles surtout des voies respiratoires, des immersions de courte durée; dans les maladies de la peau, notamment dans les dermatoses sèches et invétérées des bains prolongés.

Fréquence. Il en est de même quant à la fréquence, qui doit varier suivant qu'on veut obtenir une action directe ou indirecte. Dans ce dernier cas, un seul bain par jour peut suffire ; se propose-t-on, au contraire, d'agir directement sur la peau plus ou moins profondément altérée, il est évident que plus on en multipliera le contact avec son modificateur et plus on aura de chance d'atteindre le but. Dans ces cas donc, deux bains par jour sont indispensables.

On en prendra un le matin, à jeun, après avoir bu, et, de préférence, à la source même, la dose prescrite d'eau minérale, et un second le soir, quelques heures après le dîner de une heure, ou avant celui de six heures et demie. Les baigneurs de la première série, très-matinale, devront se mettre au lit, en sortant du bain, et se livrer même au sommeil. Ceux des séries plus tardives se règleront, sous ce rapport, suivant l'état atmosphérique du moment. Toutefois, et quelque temps qu'il fasse, les malades atteints d'affection des voies respiratoires ne devront se baigner que le soir et passer le reste de la soirée au salon, et mieux encore dans leur chambre, et le plus souvent dans leur lit.

Aux époques menstruelles, l'usage des bains doit être interrompu. Toutefois, cette interruption ne doit guère dépasser deux ou tout au plus trois jours. L'emploi continu des bains, même fréquents et prolongés, loin d'avancer les époques, paraît plutôt les retarder. On peut prendre des bains en état de grossesse peu avancée, excepté pendant les jours correspondants aux époques menstruelles.

Des bains locaux, auxquels on a affecté dans le bâtiment de la deuxième classe un cabinet avec les appareils nécessaires sont fréquemment employés dans les psoriasis et la syphylis palmaire et plantaire, et complètent le service balnéaire proprement dit.

DOUCHES

Le service des douches vient d'être réorganisé d'après les perfectionnements hydrothérapiques les plus récents et de manière à répondre à toutes les indications. La variété des appareils permet d'administrer des douches générales et partielles de lotion, de réaction, percutantes, résolutives, révulsives, etc, en lance, en lame, circulaires, écossaises, ascendantes, en injection, etc., dont la pression, la température et la durée sont réglées selon les cas. Comme les douches qu'on administre à Schinznach sont généralement percutantes, résolutives et révulsives, on doit les prendre avant le bain; elles peuvent devenir ainsi une excellente préparation, et concourir très-efficacement à l'action de celui-ci, indépendamment de leur action propre. Les infirmes et les enfants prennent leurs douches dans une baignoire spécialement destinée à leur usage.

Outre les douches fixes administrées sous toutes les formes, on met encore, s'il y a lieu, à la disposition des malades, des appareils portatifs dont ils peuvent faire usage dans leurs baignoires mêmes. Ce sont des autoirrigateurs qu'on peut suspendre au-dessus des baignoires; des tubes en caoutchouc s'adaptant aux robinets du bain et terminés en pomme d'arrosoir dont le jet peut être dirigé sur différentes parties du corps; des tubes métalliques, à disque plus large, pour le cuir chevelu, etc.

Tel est l'ensemble de l'usage externe de l'eau de Schinznach. Ajoutons, dans le même ordre d'emploi, les applications locales de compresses imbibées d'eau sulfurée, qu'on recouvre de taffetas imperméable et qu'on renouvelle plusieurs fois par jour. C'est un moyen auxiliaire souvent très-efficace.

CHAPITRE V.

Usage mixte. — Pulvérisation et inhalation.

Nous disons *usage mixte*, parce que ce double mode d'emploi participe des deux modes précédents. En effet, la pulvérisation des liquides peut aussi bien être utilisée comme moyen médicamen-

teux interne que comme agent externe, ainsi que
le témoigne la pratique constante de toutes les
salles d'inhalation. Cependant, si comme moyen
externe son utilité n'a point été contestée, des
esprits sincères ont nié la possibilité de son action
à l'intérieur. Si on emploie la pulvérisation, ont-
ils prétendu, dans les affections de la face, de la
cavité bucale et même du pharynx, rien de mieux,
le liquide pulvérisé les atteignant directement,
peut aisément les modifier; mais quand il s'agit
des voies respiratoires, c'est peine perdue : l'eau
pulvérisée n'y pénètre pas. L'inventeur de la méthode la défendit avec le talent ingénieux que
l'on connaît à M. Sales-Girons. Une foule de praticiens éclairés lui prêtèrent leur appui. Les con-
tradicteurs ne manquèrent point. Le débat fut
long et vif et la lumière ne se faisait pas.

Vint un esprit chercheur qui dissipa enfin tous
les doutes, par le seul moyen capable de défier
toutes les contradictions : par l'expérimentation
directe. L'éminent chirurgien de la Maison munici-
pale de santé, de Paris, consacra une grande partie
de l'année 1861 à cette question de physiologie ex-
périmentale, et par ses nombreuses expériences,
faites en présence d'hommes compétents, M. Demarquay démontra, de la façon la plus irréfragable,
la pénétration des liquides pulvérisés dans les voies
respiratoires de l'homme et des animaux. M. Demarquay adressa deux Mémoires à l'Académie de
médecine sur ce sujet, et M. Poggiale, témoin
d'un grand nombre de ses expériences, en con-
firma les résultats dans un très-remarquable rapport lu à l'Académie.

Nous ne pouvons, sans forcer notre cadre, reproduire ici, même en abrégé, ces expériences
faites sur de nombreux animaux. Cependant, nous
devons faire connaître à ceux de nos confrères qui
n'ont pas sous la main les beaux travaux de M. Demarquay, les deux points qui pourront les intéres-
ser le plus, et porter le plus sûrement la conviction
dans leur esprit : 1° Le moyen de reconnaître la
pénétration des liquides dans les voies respiratoires chez les animaux ; 2° le moyen de la constater chez l'homme.

Il fallait trouver d'abord un liquide et un réactif également sensibles. M. Demarquay a, avec le
concours de M. Leconte, fort ingénieusement
résolu ce problème. Il a eu recours à la solution
de perchlorure de fer au 100me pour les animaux,
à la solution de tannin à la même dose pour
l'homme (1). Les animaux sont soumis pendant
cinq à six minutes à l'action de la pulvérisation de
la solution ferrée préalablement filtrée, et sacrifiés
immédiatement après. Le larynx, la trachée-artère
et les bronches sont ouverts avec soin. Si l'on
vient alors à promener sur toutes ces parties une
baguette trempée dans une solution de cyanure
jaune de potassium, si, de plus, on ajoute à ce
contact un peu d'acide acétique, on voit immédiatement toutes les parties touchées par le perchlorure de fer se colorer en bleu. A l'aide de ce réactif, le perchlorure de fer se reconnaît même quarante-huit heures après l'expérience, et *jusque*

____

(1) DEMARQUAY. *Mémoire sur la pénétration des liquides, etc.*, p. 7.
Paris, 1862.

dans les cellules pulmonaires. Les pièces présentées par M. Trousseau à l'Académie ne laissent aucun doute à cet égard. En voici la reproduction figurée de quelques-unes (1). (Voyez figure 2.)

Restait à démontrer la pénétration des liquides pulvérisés dans les voies aériennes chez l'homme. Il s'est trouvé à l'hôpital Beaujon un sujet qui prêtait et se prêta à merveille à cette démonstration. C'était une infirmière qui portait une canule dans la trachée-artère depuis plusieurs années. La maladie du larynx qui a nécessité la trachéotomie a laissé à sa suite une atrésie de cet organe, et il existait, de plus, une dépression considérable des tissus au niveau de l'orifice trachéal, ce qui en rendait l'oblitération difficile. Ce sujet se trouvait donc dans les conditions les plus défavorables à l'expérimentation. La première difficulté était de boucher le trou de la trachée avec le plus grand soin pour empêcher le passage de l'air; seconde difficulté : c'est que la fermeture de l'ouverture anormale rendait la respiration difficile, et la moindre compression sur la trachée la rendait impossible. Si dans des conditions aussi délicates pour l'expérimentateur la pénétration avait lieu, il n'y avait plus de doute possible à émettre.

M. Demarquay fit ses premières expériences sur ce nouveau sujet devant tous les élèves de son service et avec le concours du pharmacien en chef, M. Leconte. Elles furent répétées depuis, en pré-

(1) Nous ne saurions trop remercier M. Demarquay pour l'extrême obligeance avec laquelle il a bien voulu mettre à notre disposition ses belles planches, tout en regrettant de ne pouvoir reproduire ici que celle plus particulièrement afférente à notre sujet.

sence de MM. Poggiale, Revel, Gobley, etc. Vu les grandes difficultés à vaincre, l'expérience ne pouvait durer que quelques secondes. Le résultat affirmatif devait donc être d'un grand poids. Le liquide pulvérisé dont il s'est servi dans ses nouvelles expériences était du tannin au centième (on verra tout à l'heure pourquoi), et le réactif était le perchlorure de fer. Comme la constatation devait se faire dans la trachée, après quelques inspirations de l'eau pulvérisée tenant en dissolution du tannin, on introduisit par l'orifice trachéal un morceau de papier trempé dans une solution de perchlorure de fer et séché au four. Eh bien! après chaque expérience, qui durait *quelques secondes,* le papier introduit dans la partie inférieure de la trachée-artère était retiré taché de noir, comme cela avait été obtenu sur les chiens que M. Demarquay avait soumis à ce genre d'expérimentation; le tannin et le perchlorure de fer donnant lieu à une coloration noire. Voilà des expériences bien concluantes.

Aussi M. Poggiale, après avoir signalé dans son savant Rapport fait à l'Académie, toutes les difficultés de ces expérimentations, a-t-il conclu nettement à la pénétration des liquides pulvérisés dans les voies respiratoires chez l'homme et chez les animaux, et M. Revel, témoin des mêmes expériences, conclut de même à la Société d'hydrologie médicale de Paris (1).

La démonstration de la pénétration des liquides pulvérisés a été faite depuis par MM. Fournier (de

(1) Loc. cit., p. 9, et *passim.*

l'Aube),Tavernier, Moura-Bourouillou, Bataille,etc.,
à l'aide du laryngoscope. Ce dernier, qui manie
très-habilement cet instrument, fit sur lui-même
des expériences fort intéressantes, pendant qu'il
faisait avec grand avantage des inhalations d'eau
pulvérisée pour se guérir d'une inflammation
chronique de la muqueuse des voies respiratoires. L'artiste remarquable se soumit à une inhalation d'une solution de ratanhia; après quelque temps de ces inhalations, il constatait, au
laryngoscope, à l'aide d'un éclairage qu'il a in-
venté, une coloration rouge de la surface interne
du larynx et de la trachée, et s'examinant de nouveau au bout de quelques heures, il ne trouvait
plus de trace de coloration ni dans le larynx ni
dans la trachée-artère. Et cependant, toute la journée les expectorations bronchiques étaient colo-
rées en rouge, quoique au laryngoscope on ne vit
plus de trace de la coloration rouge. Il faut donc
admettre que la pénétration de l'eau pulvérisée
chargée de ratanhia avait été profonde, qu'elle
avait dépassé probablement de beaucoup l'origine
des grosses bronches. Cette expérience est d'autant plus importante au point de vue physiologique qu'elle est en même temps une preuve de
la puissance de cet agent bien manié.

Une dernière preuve et de la pénétration et de sa
puissance nous est fournie par l'anatomie pathologique. Les animaux soumis à l'inhalation de l'eau
tenant en dissolution du perchlorure de fer dans
les proportions indiquées, ou bien succombaient
dans les deux ou trois premiers jours qui suivaient
l'expérience, et, dans ce cas, on trouvait une

broncho-pneumonie grave occupant les deux poumons, ou bien ils étaient sacrifiés par l'expérimentateur lui-même, et pour peu que le sel de fer ait pénétré dans un point du poumon, il y avait pneumonie circonscrite. La mort prompte des animaux était l'indice d'une pénétration complète, et, dans ce cas, la broncho-pneumonie affectait les deux poumons (1).

La gravité de ces lésions a été reconnue par tous ceux qui ont assisté à l'expérience, ainsi que par MM. Trousseau et Pidoux. Tous ont pu constater que ce n'était point de simples congestions, mais de véritables inflammations de la muqueuse bronchique et du parenchyme pulmonaire que la pénétration de la solution ferrée avait produites. C'est pourquoi M. Demarquay, dans ses expériences sur l'homme, ne s'est jamais servi du perchlorure de fer, mais de la solution de tannin, et encore n'en a-t-il usé qu'avec une extrême réserve. Trousseau a cité l'histoire d'une dame affectée d'un rétrécissement de la trachée-artère qui se donna une double pleuro-pneumonie au moyen de la pulvérisation d'eau tenant en dissolution une certaine quantité de tannin.

De tous ces faits, il est permis de conclure :

1° Que les liquides pulvérisés pénètrent dans les voies respiratoires chez l'homme et chez les animaux;

2° Qu'on ne doit se livrer à la pulvérisation qu'avec une extrême réserve quand on emploie des agents actifs ;

(1) Loc. cit., p. 12.

3° Que la membrane muqueuse bronchique et pulmonaire est douée d'une susceptibilité qui la rend éminemment propre à être modifiée avec des doses infiniment petites d'agents modificateurs.

L'agent hydro-minéral dont nous disposons à Schinznach réunit à un haut degré toutes les conditions d'un excellent agent modificateur. L'eau sulfurée mise en contact, à l'aide de la pulvérisation, avec la muqueuse bronchique et pulmonaire, peut exercer sur elle, indépendamment de son absorption, une action topique analogue à celle que produit son contact avec la peau et la muqueuse gastro-intestinale dont elle modifie si efficacement les manifestations morbides.

On verra plus bas les services que la pulvérisation nous rend non-seulement dans les lésions si accessibles de l'isthme du gosier, mais aussi dans le catarrhe pulmonaire et même dans les affections plus graves des voies respiratoires.

A l'entrée principale des bains de la première classe sont situées, aux nᵒˢ 2 et 4, nos deux salles d'inhalation. Celle du nᵒ 4 est consacrée à la pulvérisation proprement dite. Le centre de cette salle était occupé naguère par une longue table ovalaire, garnie sur ses bords de robinets surmontés de petites lentilles métalliques contre lesquelles venaient se briser de minces filets d'eau qui rejaillissaient dans la bouche des malades rangés autour de cette table, ainsi que cela se voit dans bien des salles d'inhalation. Mais ce mode de pulvérisation avait entre autres inconvénients celui d'obliger le malade de s'envelopper entièrement d'un manteau de caoutchouc dont le poids et l'imperméabilité, s'ajoutant à la chaleur de la salle, provoquaient des transpirations accablantes et pouvant même exposer au danger résultant des changements brusques de température. Un autre inconvénient fort désagréable, c'était de recevoir sur la face, pendant une séance d'une demi-heure et plus, les éclaboussures du voisin.

On a donc remplacé ce système par celui de stalles séparées régnant le long de deux parois de la salle, devant chacune desquelles le malade est commodément et isolément assis, ayant juste en face et à la portée de sa bouche un petit canon en cristal, mobile, pouvant prendre toutes les inclinaisons voulues, et par l'ouverture antérieure duquel jaillit l'eau pulvérisée. (Voyez figure 3.)

Et comme le jet d'eau ne dépasse point l'ouverture bucale, une simple petite bavette imperméable couvrant la partie antérieure de la poitrine suffit. Cette installation offre, en outre, l'avantage de laisser libre une grande partie de la salle, qui, ainsi mise à la disposition soit des personnes accompagnant les patients, soit à ceux des malades qui, ne pouvant ou ne devant pas se livrer à la pulvérisation directe, inhalent simplement la vapeur d'eau sulfureuse répandue dans l'atmosphère qui les entoure, ce qui est surtout fort utile chez les enfants.

Dans la salle n° 2 se trouve une série d'appareils destinés à différents usages. Trois de ses angles sont occupés par des appareils dits de Siégel, dont le mécanisme est fort simple.

L'eau de l'éprouvette remonte, par l'effet de la

capillarité, jusqu'à l'extrémité supérieure du tube
B, où elle rencontre la vapeur qui s'échappe du
tube A, qui la chasse devant elle et la projette très-
finement pulvérisée dans la bouche du malade
assis devant l'appareil. (Voyez figure 4.)

La condition essentielle du bon fonctionnement
de cet appareil, c'est le parallélisme parfait des
extrémités libres des deux tubes à leur point de
jonction. La diminution plus ou moins rapide de
l'eau de l'éprouvette en donne exactement la mesure.

Ce mode d'inhalation est spécialement appliqué
dans les affections des voies respiratoires, tant à
cause de la température plus élevée de l'eau, qu'à
cause de la plus grande ténuité de ses molécules
ainsi pulvérisées.

Les autres appareils qui se trouvent dans la
même salle sont des pulvérisateurs à tamis, très-
énergiques, et des douches gutturales, nasales,
auriculaires, etc.

La durée des séances ne dépasse jamais une
demi-heure, où l'on ne doit arriver que par une
progression convenablement ménagée. Au début,
le malade qui n'est pas habitué à recevoir de la
poussière d'eau dans la bouche et dans la figure,
éprouve un saisissement pénible; il retient sa respiration, ou bien se livre à de petites respirations
saccadées, et les plus impressionnables crient
qu'ils étouffent. C'est, comme en toutes choses, un
apprentissage à faire, et il est bientôt fait. Voici
les conditions indispensables d'une bonne inhalation : Se tenir à dix centimètres environ du pulvérisateur, le cou tendu et la tête un peu renversée

en arrière, ouvrir largement la bouche, avancer légèrement la langue et la déprimer de manière à permettre à l'eau pulvérisée d'arriver en grande quantité dans l'arrière-gorge, faire enfin des inspirations larges et profondes. Toutes ces conditions bien remplies, on sent manifestement l'eau passer dans la poitrine.

Parmi les tributaires de la pulvérisation, à Schinznach, un certain nombre présentent des manifestations morbides de même nature de certaines muqueuses et de la peau, à la fois. Ainsi le même malade se trouve atteint de granulations herpétiques des muqueuses pharyngienne, laryngienne, conjonctivale, palpébrale, labiale, etc., en même temps que d'acné, de sycosis, de mentagre et d'autres dermatoses parasitaires ou diathésiques. Dans ces cas, la même séance de pulvérisation peut remplir un double but. Au lieu de la consacrer tout entière à une seule de ses affections, le malade peut l'utiliser parfaitement contre les deux à la fois, en dirigeant l'eau pulvérisée alternativement et en des temps égaux sur la lésion externe et interne. C'est là le véritable caractère *mixte* de la pulvérisation.

Il a beaucoup été question, dans ces derniers temps, de la désulfuration de l'eau due à l'action mécanique des pulvérisateurs. Or, voici les résultats des recherches de M. Grandeau sur ce sujet : L'eau de Schinznach contient, par litre, $0^{gr},0,035$ de soufre combiné. On retrouve la même quantité dans l'eau après la pulvérisation. La perte en soufre ne porterait donc que sur le gaz hydrogène sulfuré libre dissout dans l'eau, le gaz sulfuré qui se dégage pendant l'opération pouvant être évalué à 40 °/₀ environ (1). Mais ce gaz ainsi dégagé ne se perd nullement, puisqu'il se répand dans l'atmosphère de la salle, où il est inhalé par les malades avec l'air ambiant qu'ils respirent.

TROISIÈME PARTIE

Pathologie et Thérapeutique.

Dans cette dernière partie, nous allons nous occuper des maladies qui sont spécialement traitées à Schinznach, de la manière dont le traitement y est appliqué à chacune d'elles et du résultat qu'on en obtient.

Suivant leur ordre de fréquence, nous les grouperons en :

1° Maladies de la peau ;
2° Maladies du système osseux ;
3° Maladies des muqueuses ;
4° Maladies des centres nerveux.

Voilà un cadre bien large pour les limites restreintes dans lesquelles nous sommes forcés de nous renfermer. Mais nous n'avons pas à écrire ici un traité didactique sur la matière. Notre travail

(1) *Recherches*, p. 37.

s'adresse d'abord à des confrères qui, certes, la connaissent, et qui sont souvent consultés par leurs malades sur le choix d'une station thermale; puis, il s'adresse un peu aussi aux malades eux-mêmes. Il nous a semblé qu'il suffirait de présenter à nos lecteurs quelques types de chacun de ces quatre grands groupes pour que les uns y trouvent les éléments nécessaires d'un bon choix, et pour que les autres s'y reconnaissent. Nous ferons de notre mieux pour répondre à ce double but.

CHAPITRE Ier.

Maladies de la peau.

Ces maladies sont le plus anciennement et le plus fréquemment traitées à Schinznach. C'est aux résultats de leurs cures qu'est due en grande partie la renommée de cette station. Toutes les variétés les plus intéressantes de la pathologie cutanée s'y trouvent toujours largement représentées; certains cas semblent même défier quelquefois les classifications les plus rationnelles et les plus savantes. Ainsi, il n'est point très rare de voir là un arthritique présenter à la fois des manifestations des scrophulides et des syphilides en même temps que celles des herpétides. Ces dernières toutefois y dominent par le nombre et la variété.

Pour procéder avec ordre et éviter toute confusion, nous diviserons, avec tous les dermatologues, les affections herpétiques en deux grandes catégories : en dartres humides et en dartres sèches.

Les dartres humides sont principalement caractérisées par une sécrétion séreuse, sanieuse ou puriforme dont la concrétion forme des croûtes. Elles peuvent se montrer sur toutes les parties du corps successivement ou à la fois ; mais leur siége de prédilection sont les régions où la peau a le plus de finesse et l'épiderme le plus d'épaisseur, comme la partie interne des membres du côté de la flexion, la partie antérieure du tronc, les endroits où la peau est en opposition et en contact avec elle-même, où elle est le plus arrosée par les matières sudorale et sébacée, comme la partie supérieure et interne des cuisses, la zone génitale, la marge de l'anus, les creux axillaire et poplité, la région faciale et derrière le pavillon de l'oreille.

Le produit des dartres secrétantes est contenu ou dans des *vésicules* transparentes formées par un soulèvement de l'épiderme : *eczéma, herpes, zona ;* ou dans des *bulles* plus ou moins grosses remplies d'une sérosité citrine : *pemphigus, rupia.* Les pustules renferment du pus plus ou moins concret. Ainsi l'*ecthyma* présente des élevures blanchâtres, isolées et persistantes, avec des croûtes dures et foncées. L'*impétigo* ne se montre jamais qu'avec ses pustules jaunes, pointues et fluantes et ses croûtes épaisses et mielleuses. Enfin l'*acné*, à l'exception de l'acné *indurata*, primitivement à type sec, toutes les autres formes d'acné *(acné simplex, miliaire, varioliforme, punctata, sébacea* ou couperose *fluente)* restent avec leur cachet de maladies humides.

Les *dartres sèches* se divisent en deux catégories. Dans la première se rangent celles où l'on ne trouve qu'une altération ou lésion cutanée, sans aucune sécrétion morbide quelconque, telles sont, par exemple, les affections exanthématiques, dont nous n'avons point à nous occuper ici, et les affections *papuleuses : prurigo, lichen strophulus* et *tuberculeuses : lupus, éléphantiasis, lèpre, etc.* Dans la deuxième catégorie se placent celles où l'on constate, au contraire, une sécrétion sèche, c'est-à-dire la formation de produits nouveaux exclusivement secs, tels que des *squames : psoriasis, pityriasis* et *icthyose.*

Les dartres sèches recouvrent quelquefois tout le tégument externe, mais elles ont aussi leur lieu d'élection et en sens inverse des précédentes, c'est-à-dire dans les régions où la peau présente le plus d'épaisseur et de sécheresse, ainsi aux genoux, aux coudes, à la partie antérieure et externe des jambes et des cuisses et dans toute l'étendue des régions lombaire et dorsale.

Cependant, cette grande division naturelle des maladies de la peau en maladies humides et en maladies sèches ne saurait avoir un caractère absolu. Là, comme dans toutes les classifications naturelles, on est bien forcé de tenir compte non-seulement des individualités intermédiaires, mais encore de l'état transitoire de la même individualité. Ainsi l'*eczéma,* ce type, comme on sait, de la dartre *humide,* est quelquefois absolument *sec;* il présente alors des squames exclusivement constituées par une sécrétion épidermique semblable aux squames du *psoriasis.* Et inversement, les pa-

pules du *prurigo*, par exemple, offrent le plus souvent un élément humide, secondaire, accidentel,
il est vrai, puisqu'il est le produit de l'action des
ongles qui les déchirent et de l'extravasation san-
guine qui en résulte; mais les petits caillots noirâtres de ce sang desséché qui recouvrent les papules
prurugineuses n'en sont pas moins leur signe patho-
gnomonique. Ne voit-on pas aussi les papules acuminées du *lichen* se couvrir souvent de vésicules
produisant un suintement humide qui, en se desséchant, se transforme en croûtelles lamelleuses,
comme dans le *lichen agrius*? Il en est de même des
tubercules de l'*acné indurata*, qui présentent à leur
sommet un point jaunâtre de suppuration centrale; et ne voit-on pas ce même point pustuleux
sur les tubercules de la *mentagre* (1)?

Quoi qu'il en soit et malgré ses imperfections,
cette division n'en présente pas moins des données précieuses et des avantages incontestables.
Elle permet, entre autres, de concentrer dans quelques types bien connus les nombreuses variétés de
ces deux grandes catégories, et d'éviter ainsi les
répétitions inutiles et les descriptions multiples
dans un sujet qui y prête tant.

Nous commencerons par la catégorie de *dartres
humides*.

ECZÉMA

L'eczéma est, sans contredit, la maladie la plus
commune et l'une des plus fréquentes des affections cutanées. La lésion élémentaire ou anatomo-

(1) Guibout. *In Union médicale*, 1873, p. 191.

pathologique de l'eczéma consiste en une inflammation plus ou moins intense du derme avec rougeur, turgescence et démangeaison, donnant lieu à une sécrétion morbide qui détrempe, amincit et soulève l'épiderme sous forme de vésicules contenant un liquide clair, limpide et transparent, produit de cette sécrétion. Ce fluide se résorbe quelquefois assez rapidement, et les vésicules qui le renfermaient s'affaissent, se dessèchent et se détachent par petites lamelles furfuracées comme dans le pityriasis. Mais, le plus souvent, ces vésicules s'excorient, et le liquide qui s'en échappe continuant à s'exhaler, se concrète, forme des croûtes, des squames, qui ne disparaissent que par une véritable desquamation de l'épiderme, donnant ainsi à l'ecxéma un faux air de ressemblance avec le *psoriasis*. Au moment où l'une ou l'autre de ces terminaisons paraît à la veille d'être définitivement accomplie, il n'est point rare de voir apparaître une nouvelle poussée de vésicules dans une région voisine ou dans le lieu d'origine même de la première, parcourant la même marche, paraissant et disparaissant à des intervalles plus ou moins éloignés, et résistant aux moyens le mieux indiqués. C'est alors que l'affection devient justiciable des eaux sulfureuses naturelles, et c'est aussi dans ces conditions que nous l'observons le plus souvent à Schinznach, où il nous est donné de voir parfois sur le même individu un mélange des différents passages d'évolution que traverse l'eczéma avant d'arriver définitivement à l'état squameux. Voici quelques exemples de différentes formes d'eczéma :

Observation 1re.

ECZÉMA GÉNÉRAL

En juillet dernier, M. le docteur Marquez, de Belfort, nous adressa une jeune dame d'une bonne santé habituelle, sans antécédents d'herpétisme individuels ni héréditaires, qui fut atteinte au printemps précédent, sans cause connue, d'un eczéma général d'une acuité extrême. Quand cette dame vint à Schinznach, l'état aigu était à peine passé. Toute la peau était rouge, tuméfiée et couverte de vésicules confluentes. Les cheveux étaient tombés, et le cuir chevelu présentait une calotte de croûtes jaunâtres d'épaisseur et de consistance variables. Les ganglions cervicaux et sous-maxillaires étaient légèrement engorgés, tandis que les axillaires et les cruraux ne l'étaient point. Démangeaison assez vive, sans toutefois trop troubler le sommeil. Intégrité parfaite de toutes les fonctions.

Comme la malade avait déjà pris chez elle quelques bains sulfureux, on pouvait commencer le traitement sans trop de tâtonnements. Après quelques bains d'une demi-heure, on a pu arriver rapidement à une heure et une heure et demie de durée, et deux fois par jour. — Trois verres d'eau sulfureuse par jour, et vu le tempérament lymphatico-nerveux de la malade, un demi-verre d'eau iodo-bromurée de Wildegg, avant chaque repas.

Dès les premiers dix ou douze bains, on voyait la peau du tronc et des membres revenir à son état normale; mais les régions cervicale, auriculaire, sous-mammaire et le cuir chevelu ne se modifiaient point. Nous fîmes appliquer sur ces parties des compresses imbibées d'eau sulfureuse, et recouvertes de taffetas imperméable qu'on dût garder nuit et jour. On fit diriger, en outre, sur le cuir chevelu, une petite douche en pluie fine, tombant d'un mètre de hauteur environ, pendant une grande partie de la durée des bains. Sur toutes ces parties le mal ne céda que lentement.

Cependant, à la longue, tous ces tissus œdématisés se détergèrent; les rougeurs disparurent, le cuir chevelu lui-même reprit peu à peu sa consistance et sa coloration normales, les cheveux se mirent à repousser, et après soixante-quinze bains, la malade nous quitta complétement guérie. Aujourd'hui, 18 décembre, cette malade nous écrit pour nous confirmer sa guérison définitive.

Observation 2ᵉ.

ECZÉMA GÉNÈRAL

En 1868, vers le milieu de la saison, vint à Schinznach Mᵐᵉ P., qui nous a été adressée par le professeur Schützenberger, de Strasbourg. Agée de 38 ans, d'une santé excellente, sans antécédents herpétiques personnels ou de famille, Mᵐᵉ P. était atteinte depuis six mois d'un eczéma général, présentant un aspect et un caractère différents sur diverses parties du corps. La face, les mains et la partie interne des membres étaient recouvertes de vésicules acuminuées, transparentes, reposant sur une base rouge et tuméfiée; tandis que les parties externes et toute la région dorso-lombaire étaient le siége d'une abondante sécrétion visqueuse, collant le linge sur le corps là où elles ne formait pas de croûtes. Suintement considérable du cuir chevelu pliquant les cheveux sans provoquer leur chute. Démangeaison modérée, *intertrigo* très-douloureux des plis naturels et sous-mammaires. Point d'engorgement glandulaire, toutes les fonctions générales s'accomplissaient bien.

Mᵐᵉ P. étant d'une constitution plutôt sèche, nous ne lui fîmes boire que de l'eau sulfureuse et point d'eau de Wildegg. Elle prit, pendant sa saison de vingt-un jours, une quarantaine de bains d'une à une heure et demie de durée, et porta des compresses imbibées d'eau sulfureuse partout où la conformation des parties permettait de les appliquer. Mᵐᵉ P. quitta Schinznach parfaitement guérie, et sa guérison ne s'est point démentie depuis.

Observation 3e.

Mᵐᵉ de C., agée de 45 ans, habitant le département de l'Allier, d'un tempérament légèrement lymphatique, sans antécédents héréditaires, a eu, pendant quelques années, étant jeune fille, un *acné punctata* de la face. Se trouvant au printemps de 1867 à Rome, elle eut, le jour de Pâques, une insolation qui donna lieu à un eczéma aigu très-intense de la face et du cuir chevelu, avec des complications cérébrales extrêmement graves. Dès que celles-ci furent apaisées, elle revint en France, et nous fut adressée par M. le professeur Bouchacourt, de Lyon.

En arrivant à Schinznach, Mᵐᵉ de C., dont la santé générale ne laissait plus rien à désirer, avait la face et les paupières tuméfiées et couvertes de vésicules confluentes, les unes remplies d'une sérosité citrine, les autres excoriées et laissant suinter un liquide épais et visqueux, se desséchant à l'air et formant des croûtes jaunâtres. Le cuir chevelu offrait le même aspect, avec chute partielle des cheveux.

Traitement. Trois verres d'eau de Schinznach par jour ; un demi-verre d'eau de Wildegg avant chaque repas ; deux bains par jour, en en augmentant progressivement la durée jusqu'à une heure et demie ; lotionner constamment la face et la tête dans le bain. L'état de son visage ne permettant pas à Mᵐᵉ de C. de quitter son appartement, nous fîmes appliquer, jour et nuit, sur les parties malades, des compresses imbibées d'eau sulfureuse. Au bout de huit jours, ces parties se trouvèrent assz améliorées pour que la malade pût se montrer en public, et le traitement fut régulièrement continué avec un succès journellement croissant. Après le quarantième bain, des signes évidents de saturation nous indiquèrent qu'il était temps de mettre fin, pour le moment, à la cure. La malade nous quitta, portant sur la face de très-faibles traces de son eczéma, et le cuir chevelu fut aussi très-notablement amélioré.

Pendant une grande partie de l'hiver suivant, Mᵐᵉ de

C. continua à boire chez elle de l'eau de Schinznach, et à se lotionner la tête avec la même eau (1).

Elle fit une seconde cure à notre station l'année suivante, et revint encore en juin dernier, la face complètement guérie depuis plusieurs années et n'ayant qu'un léger pityriasis sur quelques parties du cuir chevelu dont elle fut complètement débarrassée à la fin de sa cure.

Voilà trois faits d'eczéma offrant des analogies et des dissemblances dont nous allons faire ressortir rapidement les enseignements qu'ils renferment :

Dans le premier cas, tout est fort simple ; ni diathèse, ni chronicité ; lésion élémentaire : *vésicules*. Aussi, malgré l'étendue et l'intensité de l'affection, l'amélioration s'est-elle déclarée dès le début du traitement, et la guérison a été obtenue après une seule cure, lentement, il est vrai, mais définitivement, il est permis de l'espérer.

Le second cas présente les mêmes conditions étiologiques. Si les symptômes plus variés paraissaient plus graves, la lésion élémentaire, en revanche, était moins intense, les tissus étant moins rouges et moins tuméfiés. L'amélioration marcha donc plus rapidement, et la guérison a été complète et définitive.

Il n'en est plus de même du troisième fait. Ici, il y a eu évidemment diathèse herpétique, la malade ayant été affectée dans sa jeunesse d'un *acné punctata* assez opiniâtre, et dont les traces n'ont

____

(1) L'eau de Schinznach transportée se conserve parfaitement. D'après les expériences de M. Grandeau, « après six mois de séjour en bouteille, l'eau n'a perdu que 3,8 pour 100 du soufre qu'elle contenait au moment de l'embouteillage. » (GRANDEAU, *Recherches*, p. 51.

jamais complètement disparu. C'est sans doute, grâce à cet antécédent, que l'insolation, réveillant l'ancienne affection, a donné lieu à cette violente poussée extérieure qui a, du reste, grandement atténué les accidents cérébraux provoqués par la même cause. L'eczéma, bien que limité à la face seulement et au cuir chevelu et dans sa forme la plus simple, a résisté opiniâtrément à nos moyens de traitement. Il n'a pas fallu moins de plusieurs cures à notre source et des soins assidus dans l'intervalle pour s'en rendre complètement maître. Voilà la différence que présente la même affection, selon qu'elle est accidentelle ou diathésique.

Ajoutons une dernière remarque. On vient de voir que, dans ce troisième cas, on avait obtenu, malgré tout, une grande amélioration dès la première saison. Ce résultat doit surtout être attribué à l'absence de chronicité. Dans ce cas, comme dans les deux précédents, nos honorables confrères n'ont pas hésité d'envoyer leurs malades à une source sulfureuse immédiatement après la période aiguë. C'est là, quels que soient la nature de l'affection et le choix de la source, une des premières conditions de succès.

Nous pourrions multiplier ici ces cas qui se présentent chaque saison à Schinznach en très-grand nombre ; mais ce serait tomber dans des redites. D'ailleurs, les mêmes réflexions pouvant s'appliquer à tous les faits de cette nature, nous avons cru devoir nous borner aux trois qui précèdent. Toutefois, nous ne pouvons passer sous silence une forme particulière des maladies sécrétantes de la peau qui offre par son caractère et sa rareté un intérêt tout spécial.

Observation 4e.

IMPÉTIGO. — RHAGADES PLANTAIRES

Mme de K., de Florence, âgée de 50 ans, d'un bon tempérament et d'une bonne santé habituelle, sans antécédents herpétiques personnels ni héréditaires, vint à Schinznach, en juin 1866, portant sur les deux pieds, à partir des malléoles, de larges pustules agglomérées, les unes intactes, les autres excoriéés, donnant issue à un liquide visqueux formant, par sa dessication, de larges croûtes épaisses, rugueuses et jaunâtres. Celles des talons reposaient sur une base rouge, tuméfiée, indurée et fendillée en profondes crevasses linéaires se prolongeant jusque vers le milieu de la plante des pieds. Les espaces interdigitaux des trois orteils externes présentaient également des fissures et des excoriations. La marche était très-douloureuse. L'éruption était survenue l'année précédente par suite d'abus de bains de mer et s'était aggravée par défaut de soins bien entendus.

Nous prescrivîmes de l'eau sulfureuse en boisson, à la dose ordinaire ; deux bains par jour assez prolongés ; compresses mouillées appliquées jour et nuit sur les fissures. Repos des membres inférieurs qu'on devait maintenir, autant que possible, dans une position élevée.

Après les premiers quinze bains, la malade pouvait déjà faire des promenades modérées. Pendant les derniers jours de la cure, nous touchâmes, tous les matins, le fond des crevasses avec une solution d'acide phénique au 1/100. Après quarante-huit bains, il n'y avait plus que quelques légères traces de l'affection, et la malade, en nous quittant, emporta avec elle de l'eau de Schinznach pour en continuer les applications. A la fin de l'hiver suivant, nous revîmes cette dame à Florence complètement guérie. Mme de K. ayant fait, en 1870, un voyage en

Suisse, vint passer quelques jours à Schinznach, et nous avons pu constater que la guérison s'était parfaitement maintenue.

Observation 5ᵉ.

IMPÉTIGO. — RHAGADES PALMAIRE ET PLANTAIRE. — DÉFORMATION DES ONGLES

Mᵐᵉ de L., de Madrid, âgée de 40 ans, tempérament légèrement lymphatique, bonne santé habituelle, quelques antécédents d'herpétismes, vint à Schinznach au mois de mai 1871, atteinte de la même affection que la précédente malade, avec cette aggravation que les mains étaient également le siége de vésicules et de pustules impétigineuses avec crevasses de la face palmaire. Les ongles étaient durcis, bosselés et inégalement soulevés par des croûtelles jaunâtres du tissu sous-unguéal. Marche très-pénible.

Même traitement, de plus, eau iodo-bromurée de Wildegg avant chaque repas.

La malade prit une cinquantaine de bains et nous quitta avec une amélioration très-notable. Elle continua à boire chez elle de l'eau de Schinznach et à faire des applications de compresses imbibées de la même eau sur les faces plantaires et palmaires. Elle prit aussi dans le courant de l'hiver une certaine quantité de bains sulfureux ainsi composés (1).

Mᵐᵉ de L. revint à Schinznach la saison suivante et encore l'année dernière pour compléter sa guérison, qui peut être considérée actuellement comme définitive.

Nous avons rapproché à dessein ces deux faits pris parmi beaucoup d'autres analogues, pour

---

(1) Sulfure de chaux
Carbonate de soude crist.   } ââ 30 grammes.
Chlorure de sodium
pour un bain de 200 litres.

mieux faire ressortir la différence qui existe entre
les affections identiques de forme et de siége, mais
dissemblables quant à l'origine et à la nature. La
première, accidentelle, a cédé en une seule saison;
tandis que la seconde, dominée par un état diathésique, a résisté opiniâtrément aux mêmes moyens
de traitement, et il n'a pas fallu moins de trois
cures, avec des soins bien assidus dans l'intervalle, pour obtenir une guérison définitive. Il est
vrai que le second cas est bien plus compliqué,
puisque les mains étaient également aflectées. Or,
si les membres inférieurs offrent le désavantage de
la déclivité, il est, en revanche, plus aisé de les im-
mobiliser, tandis que le moindre mouvement des
mains écarte et déchire les crevasses prêtes à se
cicatriser. Les praticiens qui ont eu à lutter contre
cette affection savent fort bien que sa durée compte
habituellement par années. Nous ne sommes pas
moins convaincus que la diathèse herpétique avait
ici la part la plus large dans cette lenteur de la
marche vers la guérison.

Ce n'est pas là la seule affection locale à marche
très-lente que nous avons l'occasion d'observer
souvent à Schinznach. L'eczéma de l'aisselle, du
scrotum, du prépuce, de la vulve, du col de l'u-
térus, de l'anus, porte particulièrement ce cachet
de chronicité à long terme, que la lésion soit isolée ou qu'elle siége dans plusieurs de ces parties à
la fois. D'abord, ces lésions sont généralement la
manifestation d'un état général diathésique, et
quand même elles ne sont qu'accidentelles, leur
siége seul les rend déjà très-rebelles. Dans toutes
ces parties la peau et les muqueuses en contact

avec elles-mêmes, sont exposées à des frottements incessants qui y entretiennent et exaspèrent l'irritation et le prurit; à la sécrétion morbide qui en résulte, vient s'ajouter la sécrétion exagérée des liquides sudorals et sébacés qui, par leur abondance et leur âcreté, deviennent, à leur tour, une nouvelle cause d'irritation locale. Dans le creux axillaire, le mal, faute d'aboutissant immédiat, se confine et s'éteint, à la longue, sur place ; mais dans la zône génitale et anale, il s'étend et se ramifie dans le voisinage. Ainsi, du prépuce il pénètre dans le canal de l'urètre; de là, des blennorrhées herpétiques. Plus fréquemment, de la marge de l'anus il remonte dans le rectum et donne lieu à des démangeaisons insupportables, la nuit surtout, et à des insomnies opiniâtres. L'eczéma du scrotum produit les mêmes effets. Celui de la vulve s'étend presque toujours au vagin et au col utérin, qui se recouvre de granulations herpétiques, avec écoulement leucorrhéique incessant qui baigne et irrite les parties ezémateuses assez souvent jusqu'à l'excoriation.

La première indication qui se présente ici, c'est de séparer les parties malades de leur propre contact, en les isolant autant que possible, et d'enlever les sécrétions morbides par des lotions fréquentes. Les compresses imbibées remplissent parfaitement le premier but. Le second est atteint par des lavages et des injections pratiquées dans le bain et souvent renouvelées dans l'intervalle des bains. Ces moyens auxiliaires donnent généralement les meilleurs résultats. Nous avons vu des eczéma de l'anus datant de dix et quinze ans, se

trouver promptement et très-heureusement modi-
fiés par ses soins assidus. Les injections surtout
avec l'eau sulfureuse nous rendent de grands services, même dans les leucorrhées et granulations
non herpétiques.

Voilà pour les moyens locaux. Quant au traitement des dermatoses humides, nous avons à notre
disposition, à Schinznach, un agent auxiliaire non
moins puissant, c'est l'eau de Wildegg. On sait que
l'eczéma est l'apanage des tempéramemts lymphatiques. D'après la statistique de M. Devergie, la
proportion serait de 80 sur 100. L'eau iodo-
bromurée est donc là parfaitement indiquée.

Cependant, quoiqu'on fasse, l'eczéma est fortement sujet à récidiver. Ainsi on le voit quelquefois
disparaître pendant la grossesse et reparaître aussitôt après la délivrance. Des causes morales, des
passions dépressives, la frayeur, etc., peuvent également provoquer des récidives. Mais là, comme
dans toutes les maladies à répétition, les éruptions
subséquentes sont toujours moins graves et moins
tenaces que la première atteinte. Les récidivistes
qui nous reviennent parfois le savent bien ou l'ap-
prennent bien vite et se consolent aisément de
leurs rechutes, grâce à la disparition plus rapide
de leurs nouveaux accidents.

DARTRES SÈCHES

Psoriasis

Le psoriasis est le type des dartres sèches. C'est,
après l'eczéma, la plus commune des maladies de
la peau, et est au moins aussi sujet que lui aux ré-

cidives. Il est constitué par trois lésions élémentaires : infiltration et épaississement de la peau en forme de plaques saillantes, coloration rouge brunâtre spéciale, et squames formées par les cellules les plus superficielles de la couche cornée de l'épiderme, d'un blanc grisâtre nacré, larges, épaisses, adhérentes à un fond sec et rouge et imbriquées les unes sur les autres.

Le psoriasis attaque ordinairement les sujets sains et vigoureux et dans la force de l'âge. Le plus souvent partiel, on le voit quelquefois recouvrir tout le corps, comme d'une carapace, en laissant intactes les parties exposées à l'air et à la vue. Affection presque toujours héréditaire, elle en a la ténacité et les allures. Ne se montrant presque jamais dans l'adolescence et encore moins dans l'enfance, elle couve et germe dans ces deux premières périodes de la vie sans les troubler, pour n'apparaître que quand l'organisme aura acquis toute la force et la maturité de son développement. Cette longue existence latente d'abord, manifeste ensuite, est déjà une puissante cause de résistance aux efforts de l'art ; à cette cause viennent se joindre la nature et la forme particulière de la lésion. En effet, ces squames dures et épaisses, si fortement adhérentes aux plaques dermiques sousjacentes, sont puissamment organisées pour la résistance, et opposent aux moyens les plus énergiques une force d'inertie considérable.

A Schinznach, nous déployons contre le psoriasis toutes nos ressources balnéaires les plus puisantes. Des bains prolongés de une à deux heures, deux fois par jour, à une température aussi élevée

que possible; des douches générales également
très-chaudes de quinze à vingt minutes avant chaque bain et des douches locales très-souvent répétées, dans le bain même, sur les parties qui s'y
prêtent; de l'eau sulfureuse en boisson et de l'eau
de Wildegg quand le tempérament du malade l'indique; des compresses mouillées en permanence,
et cela jusqu'à saturation, jusqu'à la *poussée*. Le traitement est alors suspendu, puis repris et continué avec la même énergie aussi longtemps que la
tolérance de l'organisme, les circonstances et les
conditions individuelles le permettent.

Quand le résultat de tous ces efforts doit être
favorable, on voit enfin les squames se détacher
peu à peu et couche par couche, laissant à nu les
plaques épaisses avec leurs reliefs infiltrés, sail-
lants et leur coloration morbide. A force de persé-
vérance, celles-ci aussi finissent à leur tour par
céder et par se mettre à niveau avec les surfaces
de peau saine. Il ne reste plus alors que la teinte
rouge-brunâtre spéciale qui, après une résistance
opiniâtre, finit, à son tour, à la longue, par s'effacer
et s'éteindre. Cette teinte insidieuse, qui peut si
facilement faire confondre la syphilis avec le psoriasis, avait été la première manifestation de celui-
ci à sa période d'invasion, et elle en reste la dernière à la période de déclin.

Une forme particulière de l'affection qui nous
occupe, contre laquelle nous avons fréquemment
à lutter, c'est le psoriasis plantaire et plus souvent
encore, le psoriasis palmaire. Les talons, la plante
des pieds, le creux des mains et la face interne des
doigts sont recouverts de squames qui les serrent

comme des étaux et en gênent considérablement les mouvements. Plus sèches et plus dures que dans d'autres régions, elles mettent peut-être bien les plis et les lignes sous-jacents à l'abri des fendillements et des crevasses de l'eczéma, mais cette consistance cornée les rend aussi plus réfractaires et plus rebelles.

Aux moyens qu'on vient de voir, nous ajoutons dans ces cas spéciaux des manuluves très-fréquents avec douches locales. Un cabinet pour ces bains des mains est spécialement affecté aux malades qui en font usage.

Pityriasis.

Dans l'ordre de fréquence, cette dartre sèche vient immédiatement après la précédente. Le pityriasis offre plusieurs variétés qu'il serait inutile d'énumérer ici. Les plus communes sont celles de pityriasis *simplex* et *capitis*. Ceux-ci sont caractérisés par une altération superficielle de l'épiderme présentant de petites squames blanches, rosées, minces, se détachant facilement en lamelles blanchâtres, ou tombant en petites molécules pulvérulentes, furfuracées comme du son, accompagnées d'un léger prurit et d'un état sec et légèrement rugueux de la peau. C'est, en quelque sorte, la petite monnaie du psoriasis. On rencontre le pityriasis sur toutes les parties du corps ; mais son siége de prédilection c'est la face et le cuir chevelu où il donne lieu, à la longue, à la chute des cheveux et à la calvitie. Il affecte tous les âges, mais il s'attaque particulièrement à l'adolescence, et trouble quelquefois, par sa présence, cette période de la vie où les avantages physiques ne sout pas la moindre des préoccupations. Sa marche, assez souvent incidentée, provoque chez ces jeunes patients alternativement des accès de sombre abattement et de joie bruyante peu en rapport avec la nature de l'affection. Ce sont, du reste, des malades très-dociles aux prescriptions et très-portés à exagérer le remède comme ils s'exagèrent le mal.

Indépendamment du traitement usuel, nous employons, à notre station, contre le pityriasis de la face, des pulvérisations d'eau sulfureuse répétées au besoin, deux fois par jour, et contre celui du cuir chevelu, des lotions fréquentes avec la même eau et des douches locales dans le bain même, tombant en pluie d'une hauteur d'un mètre environ sur la partie affectée. Tous ces moyens réunis donnent d'habitude de très-bons résultats.

Prurigo.

Mal presque invisible, mais qui se fait cruellement sentir. Des petites papules sèches, discrètes, minces, dépassant à peine le niveau de la peau, sans en altérer la couleur, recouvrant le plus habituellement les parties postérieures du tronc et externes des membres, voilà ce qui caractérise le prurigo herpétique. Ainsi que son nom l'indique, ces papules sont le siége de démangeaisons irrésistibles, horribles, atroces : *prurigo formicans, ferox.* Ce prurit porte les malades à se gratter incessamment, à se déchirer la peau avec les ongles. On voit alors sourdre au sommet des papules des gou-

telettes de sang qui, en se desséchant, forment ces
croûtelles noirâtres qui sont le signe pathognomo-
nique de l'affection.

A l'encontre du pityriasis, le prurigo sévit surtout aux deux extrémités de la vie, mais principalement dans la vieillesse. Son traitement est extrêmement difficile. Les moyens les plus variés
échouent souvent, et il n'est pas rare de voir les
médications les mieux indiquées exaspérer le mal.
Aussi n'est-ce jamais sans une certaine inquiétude
que nous voyons ces affections se présenter à
Schinznach.

Le premier cas de cette nature que nous eûmes
à traiter à notre station remonte à 1867. Il s'agis-
sait d'un vieillard de 70 ans, placé dans les meilleures conditions hygiéniques, mais manifestement herpétique, qui était en proie depuis plus
d'un an à un prurigo *ferox* contre lequel on avait
épuisé tous les moyens de traitement. La saison
des eaux arrivée, il nous écrivit manifestant son
vif désir de venir à Schinznach. Lui portant beaucoup d'intérêt, notre perplexité fut grande, et nous
ne la lui dissimulâmes point. N'osant ni l'encourager ni le rebuter, nous lui conseillâmes de prendre d'abord à domicile quelques bains sulfureux,
selon notre formule, à titre d'essai. Huit jours
après, le malade nous arriva plein d'espoir. La
cure commença aussitôt, mais avec des précau-
tions infinies. Encouragés par un début heureux,
nous augmentâmes peu à peu et la température et
la durée des bains sans jamais dépasser une heure.
Après 40 bains, papules et prurit ont disparu complètement pour ne plus revenir. Tout récemment

encore nous avons eu l'occasion de revoir ce malade, et nous avons pu constater sa guérison définitive.

Cet exemple nous a toujours servi de guide depuis, toutes les fois que les circonstances nous l'ont permis, et nous ne nous en départirons point à l'avenir.

Urticaire.

Autre affection essentiellement prurugineuse, mais de nature et de forme différentes. Il ne saurait être question ici de l'urticaire fébrile ni de celle qui suit l'ingestion de certains mollusques ou crustacés (1), ni même de celle qui est liée à un état dyspepsique. Nous nous occuperons seulement de l'urticaire simple tenant à une cause générale inconnue. C'est celle qui se présente le plus souvent à Schinznach.

Elle est caractérisée par des élevures ou plaques plus ou moins saillantes et plus ou moins étendues, tantôt rosées et tantôt plus pâles que la surface de la peau qui les entoure, paraissant et disparaissant à plusieurs reprises dans la même journée, tantôt éphémères et tantôt persistant pendant plusieurs heures, et donnant également lieu à des démangeaisons vives et intolérables. Les élevures et le prurit qui forment les deux traits caractéristiques de l'urticaire, seraient dues, d'après les recherches microscopiques les plus récentes, à

____

(1) On sait que certaines personnes ne peuvent faire usage de moules, d'écrevisses ou d'œufs de certains poissons sans être atteintes aussitôt d'une éruption ortiée. Serait-ce là la cause de l'interdiction, *par extension*, du poisson en général dans les maladies de la peau?

une fluxion et à une dilatation des glandules et des canaux sudorifères de la peau, accompagnées d'une exsudation séreuse dans les mailles du derme. On observe l'urticaire à toutes les périodes de la vie, mais plus fréquemment dans l'âge moyen et chez les tempéraments bilieux et surtout lymphatiques, chez des personnes réplètes, à peau fine et blanche.

Le traitement de cette affection est loin de présenter les mêmes difficultés que celui de la précédente. Dès le début de la cure, nous faisons boire l'eau sulfureuse, à la dose ordinaire, ainsi que l'eau de Wildegg, quand elle est indiquée. Les bains sont administrés avec leur progression accoutumée, et nous obtenons ainsi de très-bons résultats, non-seulement dans l'urticaire simple, dégagée de toute complication, mais encore dans celle qui est accompagnée de certains troubles nerveux ou du côté du tube digestif, qu'ils soient cause ou effet de l'affection cutanée qui nous occupe.

Miliaire.

En tant qu'entité morbide, la miliaire ne devrait point trouver place dans notre cadre. En effet, elle est presque toujours aiguë, symptomatique et très-rare dans nos contrées. Mais endémique dans quelques pays chauds et dans certaines régions de l'Italie centrale et méridionale, nos confrères de ces différents pays ont bien souvent à lutter contre les accidents généraux et locaux qu'elle laisse ordinairement à sa suite (1), et ce sont eux qui nous

(1) Lors du Congrès médical de Florence, en 1869, nos éminents con_

adressent habituellement leurs malades épuisés par la longue durée de cette affection en apparence si légère.

A leur arrivée à Schinznach, ces malades ne présentent généralement plus nulle trace de l'éruption primitive. Mais la peau est flasque, molle, terne, comme frappée d'atonie; tout l'organisme paraît avoir perdu son ressort; toutes les grandes fonctions s'accomplissent imparfaitement, les mouvements sont lents; abattement, tristesse, torpeur générale, et cela chez des sujets généralement dans la force de l'âge.

C'est là où se révèle toute la puissance reconstituante de notre source. Le traitement consiste en boisson d'eau sulfureuse, bains et douches. Pour ces derniers, nous procédons habituellement avec beaucoup de ménagement, de crainte d'imprimer une trop forte secousse à l'organisme si ébranlé. Au fur et à mesure qu'on augmente la température et la durée des bains et des douches, on voit la peau se colorer, se raffermir, et reprendre toute son activité fonctionnelle. En même temps, toute l'économie se ranime et tous les organes récupèrent leur vitalité et leur énergie normales.

Acné.

Affection pustulo-tuberculeuse dont la lésion élémentaire consiste en une inflammation chronique des follicules sébacés, et ayant pour siége de

frères, MM. les professeurs Burci, Cypriani et Michellacci ont bien voulu nous montrer soit à l'hôpital, soit dans leur pratique civile, de nombreux cas de miliaire dans leurs différentes phases de développement.

prédilection la face, la nuque, les épaules, le dos et la partie antérieure du thorax. Elle offre plusieurs variétés.

L'acné *simplex* se présente sous forme de pustules isolées, acuminées, entermêlées de *tannes* et d'élevures folliculeuses. Cette efflorescence apparaît ordinairement à l'âge de la puberté et disparaît avec cet âge. Mais il n'en est pas toujours ainsi. Quelquefois ces pustules persistent, grossissent, s'indurent en forme de tubercules dont le sommet s'ouvre, à la longue, et laisse échapper une humeur jaunâtre qui n'est autre chose que de la matière sébacée plus ou moins concrète, laquelle, en se desséchant, se détache tantôt par desquamation furfuracée, et tantôt persiste, sous forme de croûtes d'un gris-jaunâtre, et les autres obscures, livides, violacées. De nouvelles pustules se forment sur d'autres points, et parcourent les mêmes périodes, en sorte qu'on peut ordinairement observer sur le même sujet les boutons dans leurs divers états de résolution, d'induration, de suppuration, et de dureté rougeâtre (couperose), et embrasser ainsi d'un coup-d'œil tous les degrés de la maladie. C'est dans ces conditions que nous l'observons le plus souvent à Schinznach.

Quand l'acné siége à la face, nous ajoutons aux moyens généraux les pulvérisations fréquentes et les petites douches locales prises dans le bain. De grandes douches sont dirigées, s'il y a lieu, sur les parties antérieure et postérieure du tronc, et il est bien rare de voir l'acné résister longtemps à tous ces moyens de traitement.

Sycosis. — Mentagre.

Maladie des follicules pileux, également pustulo-tuberculeuses, mais de nature, de cause et de siége particuliers. C'est une éruption parasitaire affectant les parties de la face recouvertes de poils, et due à la présence d'un parasite végétal dans la racine des poils de la barbe, analogue à celui du bulbé des cheveux dans la teigne tonsurante : *trichophyton*. Ce champignon ou sporule se développe dans les follicules pileux de la lèvre supérieure, de la région sous-máxillaire, des parties latérales du visage et surtout au menton (mentagre). Au début, quelques pustules isolées se montrent çà et là dans les moustaches ou la barbe, puis, se rapprochent en groupes, et bien qu'attaquant isolément chaque poil, elles finissent par former des tubercules acuminées plus ou moins étendus et recouverts les uns de pus semi-concret, les autres de croûtes brunes et jaunâtres. La poussée éruptive de la mentagre est souvent précédée et suivie de cuisson, de tension, de douleurs lancinantes et de démangeaisons qui forcent les malades à déchirer avec les ongles, en se grattant, les pustules et les tubercules. Si, par suite de ce grattage ou par une cause quelconque, les sporules viennent à se détacher de leur base, le mal peut être alors transporté sur d'autres parties du corps où elles s'implantent et même sur d'autres individus, ce qui a fait considérer cette affection comme une maladie transmissible et contagieuse. Si le trichophyton ainsi transporté se trouve déposé sur une partie dépour vue de poils, il y donne naissance à l'*herpès circiné*, qu'on voit assez souvent coïncider avec le sycosis sur le dos des mains et sur d'autres régions glabres.

Dans l'affection qui nous occupe, la lésion ne s'arrête pas toujours au follicule pileux. Elle pénètre quelquefois jusqu'aux aréoles adipeux du derme. C'est alors qu'on voit survenir une tuméfaction énorme des parties atteintes, surmontée de saillies tuberculeuses recouvertes de croûtes épaisses et brunâtres et séparées par de profondes crevasses saignant au plus léger contact. Le bulbe des poils est alors détruit et les poils deviennent jaunes, cendrés, ternes, blanchâtres, s'atrophient et tombent pour ne plus repousser.

Nous venons de lutter, vers la fin de cette dernière saison, contre deux cas de cette nature, dont l'un était bien le type le plus achevé du sycosis à sa période ultime.

Observation 6ᵉ.

En août dernier, M. le docteur Didion, de Nancy, nous adressa M. L., âgé de 40 ans, d'un bon tempérament, d'une excellente santé, nullement herpétique, portant depuis bientôt un an, sur la lèvre supérieure, une pléiade de gros tubercules à base rouge, à sommet jaunâtre séparés par plusieurs petits sillons donnant un léger suintement.

Ce cas, assez simple en apparence, ne céda que lentement, et il nous a fallu ajouter à nos moyens balnéaires ordinaires, des cautérisations répétées avec l'acide phénique au centième.

Observation 7ᵉ.

A la même époque arriva, à Schinznach, M. P., adressé par le professeur Aubenas, de Strasbourg. C'était un robuste jeune homme de 26 ans, non plus herpétique, mais d'un tempérament lymphatique très-prononcé. Sa lèvre supérieure était énormément tuméfiée et remplie de gros tubercules recouverts de croûtes épaisses, dures et noires, séparés par de profondes crevasses remontant dans l'intérieur du nez, et laissant suinter une sanie ichoreuse ; muqueuse sous-labiale rouge et boursoufflée ; engorgement des glandes sous-maxillaires.

Ici, tout en combattant la lésion locale, il fallait agir en même temps sur la constitution du malade. L'eau sulfureuse et l'eau de Wildegg à dose élevée en boisson ; des bains prolongés, des douches générales et locales, des lotions et des pulvérisations fréquentes *loco dolenti*, tout fut mis en œuvre avec beaucoup d'assiduité, pendant plus d'un mois, et il a fallu encore recourir à de nombreuses et énergiques cautérisations phéniquées, avant d'arriver à un résultat satisfaisant.

Nous avons rapproché à dessein ces deux faits, pour mieux faire ressortir l'influence de l'état constitutionnel, du lymphatisme, même dans une maladie dont la cause *parasitaire* semble étrangère à l'économie.

Lupus, ou dartre rongeante.

S'il est une dermatose sous l'influence absolue d'un état constitutionnel, c'est le lupus. En effet, la dartre rongeante est la suprême manifestation de la scrofule. Elle est caractérisée, ainsi que son nom l'indique, par une tendance irrésistible à la destruction des tissus qu'elle attaque. Le lieu d'élection de ses ravages est presque toujours la face, et de préférence le nez, qu'elle détruit quelquefois jusqu'aux os, sans provoquer ni douleur, ni fièvre, ni le moindre trouble général ; d'autres fois ce sont les paupières, les joues et les lèvres qu'elle perfore et détruit, en rendant les malheureux qui en sont la proie un objet de dégoût pour eux-mêmes comme pour ceux qui les entourent. C'est le lupus *excedens*. Nous n'avons point à nous occuper ici de cette forme redoutable.

Celle qui est susceptible de modification ou de guérison, le lupus *serpigineux*, débute ordinairement à la face par des groupes irréguliers de petits tubercules d'un rouge fauve, aplatis, lenticulaires, dépassant à peine le niveau de la peau, ne s'ulcérant pas ou s'ulcérant à peine à leur sommet et exhalant une odeur *sui generis*. De nouveaux tubercules naissent près des premiers et agrandissent successivement les aires des parties malades. A la longue, ceux du centre des groupes s'affaissent et il se forme des cicatrices blanches, irrégulières, indélébiles, semblables à celles que laissent les brûlures. C'est pour hâter cette heureuse terminaison et enrayer le mal dès le début que les eaux de Schinznach sont parfaitement indiquées. D'abord nos moyens balnéaires ordinaires secondés par la pulvérisation externe, ne peuvent qu'agir puissamment sur la lésion locale. Mais c'est l'action générale et spéciale sur l'état constitutionnel qu'il faut surtout considérer ici. Or, l'emploi simultané de l'eau sulfureuse et de l'eau de Wildegg à l'intérieur nous offre une précieuse ressource et comme médication altérante et comme médication reconstituante. Il n'est guère que Challes qui, grâce à la composition exceptionnelle de sa source, puisse répondre à la fois à cette double indication. Toutefois, cette composition elle-même de l'eau en restreint l'emploi dans les limites tracées par la nature, ses éléments sulfureux et iodo-bromurés y étant pondérés d'une façon immuable et inséparable. A Schinznach, ces deux principes minéralisateurs se trouvant, au contraire, dans deux sources séparées et formant chacun un tout complet et homogène, il nous est loisible d'administrer l'un et l'autre simultanément et en proportions égales, ou bien de donner la prépondérance à l'un ou à l'autre, suivant les indications particulières et les phases diverses de la cure. C'est ce qui rend le lymphatisme et la scrofule, ainsi que l'autre affection diathésique dont nous allons nous occuper tout à l'heure, spécialement tributaires de notre station. Et c'est ainsi que notre regretté et très-compétent ami Gerdy y adressait souvent ces sortes d'affections après d'infructueux efforts tentés ailleurs.

Syphilis.

Lorsqu'il s'agit d'une affection protéiforme, pouvant attaquer successivement ou à la fois tous les organes et tous les tissus, on éprouve une certaine difficulté à lui assigner une place, dans une classification nosographique, conformément à sa nature et à son importance. Nous avons cru, néanmoins, pouvoir faire figurer la syphilis à la suite des maladies de la peau, soit parce que ses manifestations cutanées sont les plus fréquentes, soit parce que c'est sous cette forme que nous l'observons le plus souvent à Schinznach.

Si les limites de notre cadre nous l'eussent permis, nous aurions pu rapporter ici un bon nombre de cas secondaires et tertiaires fort remarquables traités avec succès à notre station. Mais ces faits, quelque nombreux et intéressants qu'ils puissent être, ne sauraient avoir qu'une valeur relative, locale. Le point capital qui domine ce sujet, c'est de savoir : 1° Si les eaux sulfureuses sont véritablement un moyen curatif de la syphilis constitutionnelle? 2° En sont-elles réellement une pierre de touche? selon le terme consacré. Ces deux questions ont une importance extrême. Si la première concerne l'individu, la seconde intéresse l'espèce, c'est-à-dire l'individu dans sa progéniture, dans sa descendance. Une erreur en apparence légère actuellement commise, peut porter des fruits amers dans plusieurs générations futures. Ainsi, un jeune homme a eu la vérole, il a fait un traitement convenable et n'en porte plus de trace. Il a des projets de mariage, et veut être fixé sur l'état de sa constitution. Il se rend aux eaux sulfureuses, prend 20, 30 bains, *rien ne sort*, le voilà rassuré; il va contracter mariage, sa conscience est tranquille. Mais celle de son médecin, qui a ici charge de corps et d'âme, l'est-elle, peut-elle l'être au même point? Ce qui pour l'un est une pierre de touche, n'est-il pas pour l'autre une pierre d'achoppement?

Il y a quelques années, un honorable confrère, médecin en chef d'un hôpital spécial d'une grande ville, nous adressa, précédé d'une lettre confidentielle, un jeune ménage chez lequel la syphilis s'était déclarée peu de mois après le mariage contracté en toute sécurité sur la foi du marié dans cette épreuve préalablemeut subie en toute conscience, et à l'insu de son médecin dont l'avis lui paraissait superflu. La jeune femme qui, naturellement devait ignorer et ignore encore aujourd'hui la nature et la cause de son mal, venait de faire une fausse-couche et le fœtus présentait tous les signes caractéristiques. On profita de cette occasion pour l'envoyer aux eaux, afin de la fortifier. Après la cure, ils subirent un traitement approprié. J'ai su depuis qu'ils jouissaient d'une excellente santé, ainsi que leur dernier enfant venu parfaitement à terme. — Ceci est déjà assez sérieux. Mais les choses ne se passent pas toujours aussi simplement. Nous connaissons des faits de cette nature, autrement graves, et il n'est point de praticiens un peu répandus qui ne connaissent des exemples affligeants de ces fausses théories et de ces fausses sécurités. Quand donc un doute de cette nature nous amène certains baigneurs, nous leur conseillons de l'emporter avec eux après la cure, quelque rassurante que celle-ci ait pu leur paraître, et de ne donner suite à leurs projets qu'après avoir dûment subi un traitement consécutif et spécifique.

Cependant, de bons esprits sont d'une opinion contraire. Le docteur Yvarin (*Des Métamorphoses de la syphilis, 1854*) ne met pas en doute que lorsqu'il s'agira de tâter la disposition morbide d'un organisme jadis entaché de vérole, l'épreuve des eaux minérales thermales ne l'emporte sur toute autre expérimentation. M. Vidal (*De l'emploi des eaux minérales d'Aix, 1856*) affirme que, lorsqu'après un traitement d'Aix, bien dirigé, il n'est survenu aucun des symptômes qui caractérisent la maladie syphilitique invétérée, on peut regarder la guérison comme définitive. D'autres ont été jusqu'à soutenir que les eaux sulfureuses peuvent servir de

moyen de diagnostic dans les cas de syphilis douteux. Cette opinion est basée sur les faits sui-
vants. On a remarqué que des symptômes syphilitiques, en apparence peu importants et à peine
appréciables, empiraient quelquefois pendant la
cure thermale ; d'autres fois, on a vu des dyscrasies
syphilitiques, qu'on croyait éteintes depuis longtemps, reparaître de nouveau. Eh, sans doute, ces
faits d'aggravation et de réapparition de la syphilis,
dans les conditions données, sont parfaitement
exacts, mais il ne s'en suit nullement que, lorsqu'elle ne réapparaît point, il soit permis d'affirmer
avec certitude qu'elle n'existe plus. D'ailleurs, n'y
a-t-il point d'autres diathèses où se produisent les
mêmes phénomènes, sans qu'on en tire les mêmes
conséquences? La goutte, le rhumatisme, l'herpétisme latents ne se réveillent-ils pas parfois avec
violence, pendant ou après une cure thermale?
a-t-on jamais songé à conclure de leur défaut de
réapparition à leur extinction complète et définitive? Et encore ici, cette induction forcée serait-
elle loin d'entraîner, comme dans la syphilis, les
résultats funestes d'une sécurité illusoire.

Ne préjugeant donc point la valeur propre de cet
ordre de faits, nous ne pouvons pas ne pas tenir
grand compte de ceux cités par M. Ricord, dans
une discussion de la Société d'hydrologie (*An-
nales III, 168*) « des exemples de malades qui, après
» deux, trois ou quatre années consacrées à des
» saisons d'eaux, ont vu apparaître une exostose
» à l'improviste, et d'autres qui, malgré un traite-
» ment complet, n'ayant rien accusé ni pendant les
» poussées, ni dans les mois qui suivent, ont subi

» une réapparition des symptômes l'été d'après. »
Dans une discussion à la Société de médecine de
Lyon, sur le même sujet, M. Diday manifestait les
mêmes opinions, basées sur des faits semblables.
(*Lyon, Méd., 1873, p. 447.*) Le savant professeur
Champfleury van Iselstein, d'Amsterdam, le Ricord
de la Hollande, nous assura partager sur cette
question les idées de ses confrères de France.

Si ces éminents syphiliographes refusent aux
eaux sulfureuses le pouvoir diagnostique dans les
cas de syphilis douteux, ils leur accordent, d'autre
part, avec MM. Fontan, Pegot, Vidal, Lambron,
Astrié, Sigmund, Fleckles, Wetzlard, etc., une action thérapeutique effective et très-réelle, dans les
accidents secondaires et tertiaires, mais à titre
d'adjuvant et dans les limites tracées par une saine
expérience.

On sait que, sous l'influence combinée de la
longue durée de la vérole et d'un long traitement,
il se produit assez fréquemment une double ca-
chexie : syphilitique et mercurielle. L'organisme a
ainsi perdu, à la fois, et sa force de réaction et sa
faculté d'assimilation. C'est alors que les eaux
sulfureuses peuvent intervenir très-efficacement
comme agent reconstituant, et préparer convenablement l'économie à profiter du traitement spécifique subséquent. D'autres fois, la syphilis réveille
un herpétisme latent, ou exaspère ses manifestations existantes. Dans les pays froids et humides,
ce sont le lymphatisme et la scrofule qui s'asso-
cient à la syphilis en s'aggravant réciproquement.

L'emploi simultané de l'eau sulfureuse et de

l'eau de Wildegg, nous rend dans tous ces cas de très-bons services, soit par leur action combinée, soit par l'action propre à chacune d'elles. Quelque soit du reste la forme des accidents, nous ne manquons presque jamais d'administrer à l'intérieur l'eau de Wildegg. Nous considérons cette eau iodobromurée potassique comme un commencement ou une continuation suffisante du traitement spécifique et un acheminement convenable vers son usage ultérieur, sur lequel il nous répugne habituellement d'empiéter, par une médication plus active, pendant la cure thermale.

On prétend que les eaux sulfureuses favorisent l'action des préparations mercurielles concurremment employées avec elles. Nous ne le nions pas. Nous connaissons des exemples très-satisfaisants de ce traitement mixte; mais nous en connaissons aussi les inconvénients. Le principal, c'est la salivation, qui peut être hâtée par l'usage répété des bains. Nous avons vu plusieurs malades impatients qui, malgré notre refus, avaient eu recours, à notre insu, à des frictions mercurielles. Une salivation violente n'a pas tardé d'accuser le méfait. Il nous a fallu suspendre bains, boissons, toute la cure, et perdre ainsi un temps précieux.

Quoi qu'il en soit, notre expérience personnelle nous autorise à affirmer que la cure de nos eaux est un moyen efficace pour atténuer les symptômes actuels, en même temps qu'une excellente préparation pour le traitement spécifique ultérieur de la syphilis constitutionnelle. Voici entre autres, un exemple récent de ce double avantage.

Observation 8ᵉ.

M. G..., américain, âgé de 49 ans, d'une stature athlétique, d'une bonne santé habituelle, vint à Schinznach,
en juillet dernier, portant derrière le gland un chancre
induré large et profond, et dans l'aine droite deux plaies
superposées, suite d'un bubon ouvert depuis un mois. La
plaie supérieure occupait toute la région inguinale, et
celle d'au-dessous en occupait la partie médiane. Elles
avaient plusieurs centimètres de profondeur et étaient séparées par une cloison mince, perforée dans plusieurs
points. Une troisième petite plaie caractéristique existait
à quelques centimètres plus bas et en dehors. Toutes les
trois, ainsi que le chancre, présentaient un aspect blafard,
grisâtre et fournissaient une sanie ichoreuse. L'infection
datait de trois mois, et le malade venait de consommer
cent cinquante pilules de Ricord.

Nous lui fîmes suspendre tout traitement spécifique, et
prescrivîmes de l'eau sulfureuse et de l'eau de Wildegg
en boisson, cette dernière à dose croissante ; des bains
deux fois par jour ; lotions fréquentes et pansements méthodiques.

En peu de jours, tout changea d'aspect ; mais la cicatrisation n'avançait que lentement. Après quarante-huit
bains, des signes évidents de saturation nous forcèrent
de suspendre la cure, à l'exception de l'eau de Wildegg.
Le mal restant stationnaire, nous reprîmes, au bout de
huit jours, les pilules de Ricord. Dès les premières dix
pilules, le travail de cicatrisation reprit avec énergie et
marcha depuis avec une grande rapidité. Le malade, fort
intelligent, nous fit remarquer que vingt pilules prises
après cette cure thermale lui ont rendu plus de service
que les cent cinquante consommées avant. Il en continua
l'emploi, à dose modérée, et nous quitta dans un état très
satisfaisant.

A ce fait, qui vient de se passer sous nos yeux,
nous pourrions ajouter bien d'autres où les succès

rapides du traitement spécifique succédant à la cure de Schinznach, nous ont été attestés soit par les malades eux-mêmes, soit par les honorables confrères qui nous les avaient adressés. Mais nous croyons pouvoir nous dispenser de multiplier ici les preuves à l'appui d'une vérité consacrée par une notoriété séculaire.

CHAPITRE II.

Maladies du système osseux. — Scrofule.

L'histoire des maladies du système osseux est inséparable de celle du lymphatisme et de la scrofule qui en sont la cause principale sinon unique. Dans l'ordre étiologique donc, nous ne devrions pas omettre ici une seule des manifestations de ces derniers. Mais au point de vue thérapeutique où nous sommes placés, nous avons pensé qu'il nous suffira de démontrer l'efficacité de nos eaux dans les maladies qui sont la plus haute expression de la diathèse scrofuleuse, pour nous dispenser d'étendre cette démonstration aux accidents moins graves de ce vice constitutionnel, car qui peut le plus, peut le moins.

Toutefois, nous dirons en deux mots que, quelque soient la forme et le siége de ces accidents, on peut les combattre très-avantageusement à notre station. Nous ne reviendrons pas sur les phénomènes cutanés de la scrofule, nous croyons nous être suffisamment expliqué à ce sujet, à l'article

Lupus. Nous ne ferons qu'indiquer rapidement ici les localisations strumeuses des muqueuses et du système glandulaire.

Parmi les premières, c'est l'ophtalmie scrofuleuse que nous voyons le plus fréquemment à Schinznach, soit sous forme d'opacité ou taies de la cornée, soit de granulations de la conjonctive et des bords des paupières avec ou sans photophobie, soit enfin, sous forme d'engorgement du sac, des conduits et des points lacrymaux. Viennent ensuite le flux muqueux ou muco-purulent des fosses nasales avec épaississement de la pituitaire et l'ozène qui en résulte ; les otites purulentes, et l'hypertrophie des amygdales, avec ou sans propagation de l'état fluxionnaire à la trompe d'Eustache et altération de l'ouïe.

Toutes ces affections, à la portée des moyens locaux, sont combattues à l'aide des douches et des injections dirigées sur les parties malades, sans préjudice, bien entendu, des bains et des boissons d'eau sulfureuse et de l'eau de Wildegg surtout, comme modificateurs généraux. Enfin, les flux muqueux, bronchiques, intestinaux et vagino-utérins de même nature, trouvent également à notre station des moyens généraux et locaux spécialement indiqués.

Quant aux affections glandulaires : les adénites cervicales, axillaires et inguinales, ainsi que le carreau ou engorgement des glandes abdominales, sont parfaitement tributaires de nos eaux. Ces affections, expression la plus commune du lymphatisme, particulièrement propres au jeune âge, amènent à Schinznach, à chaque saison, un grand nombre d'enfants. C'est là le meilleur témoignage de l'indication de nos eaux dans ces états morbides constitutionnels et des bons résultats qu'on en obtient. C'est ce qui nous dispense d'entrer dans de plus longs développements à leur sujet, la place la plus large devant être consacrée aux maladies du système osseux.

De ces affections, nous éliminerons tout d'abord la série d'altérations organiques des os qui ne sauraient être modifiées par aucun traitement thermal. Tels sont l'infiltration tuberculeuse des extrémités articulaires et du corps des os longs, l'ostéosarcome, les hydadites, les tumeurs sanguines, la raréfaction du tissu osseux, et ainsi de toute dégénérescence de nature hétéromorphe et spéciale.

Nous ne nous occuperons que des lésions osseuses de nature scrofuleuse et de celles dues à des causes extérieures, telles que contusion, fractures et blessures par armes à feu.

L'ostéite scrofuleuse attaque le plus communément l'enfance et le jeune âge, et particulièrement les os spongieux, les os courts du carpe et du tarse, le corps des vertèbres et les extrémités articulaires des os longs. Sa marche est essentiellement chronique et sa terminaison la plus fréquente sont la *carie* et la *nécrose*. Si l'affection est superficielle, le périoste devient fongueux et suppure, la surface osseuse correspondante est rugueuse, érodée, et se creuse des cavités remplies d'un pus de mauvaise nature qui détruit et perfore les parties molles qui le recouvrent, les rendant fongueuses, blafardes et saignantes au moindre contact. Si l'affection a commencé dans l'épaisseur du tissu osseux, ce tissu se ramollit de plus en plus et prend une teinte jaune-brunâtre, le centre du ramollissement est infiltré d'un pus sanieux. Ce pus fuse au loin, en disséquant les muscles sur son passage et forme des abcès par congestion, ou bien il se fait jour sur place à travers des fistules multiples. Malgré tous ces désordres, la portion d'os carié continue de vivre.

Dans la nécrose, au contraire, la partie malade est frappée de mort; ce n'est plus qu'un corps étranger analogue à l'eschare gangréneuse, et dont la séparation devenue nécessaire, soit par exfoliation, soit par sequestre, est opérée à l'aide d'un travail éliminatoire dans les parties voisines, d'où doivent résulter la délimitation exacte du mal et la guérison.

Un troisième mode de terminaison de l'ostéite, la plus heureuse et aussi la plus rare, c'est la résolution. L'inflammation du tissu osseux n'aboutit pas à la suppuration ; elle diminue et s'éteint peu à peu, l'infiltration et le gonflement se résorbent, et les parties ramollies se raffermissent et reprennent, à la longue, leur consistance, leur forme et leurs fonctions plus ou moins normales.

Tous ces modes de terminaison peuvent s'opérer spontanément par les seuls efforts de la nature. Mais comme ses procédés sont fort lents, dans ces sortes d'affections surtout, l'art doit toujours intervenir, aussi bien pour prévenir le travail destructeur, que pour aider les efforts réparateurs. La première indication consiste à agir sur l'état général. Si on parvient à modifier favorablement celui-ci, non-seulement on enrayera la marche trop souvent fatale des lésions locales, mais aussi on hâtera plus sûrement les tendances réparatrices.

L'art dispose heureusement de moyens puissants pour atteindre ce but. Dans leur nombre, le traitement hydro-minéral a toujours occupé un rang des plus importants. Les bains de mer, et parmi les eaux thermales, les chlorurées sodiques et les sulfureuses se sont de tout temps partagé les préférences des praticiens les plus distingués. Disposant de ces deux dernières à la fois : de l'eau de Wildegg et de celle de sa propre source, Schinznach a toujours été considéré comme la spécialisation effective la mieux indiquée dans les affections qui nous occupent. Aussi, nous bornerons-nous à un petit nombre de faits afférents à ce sujet.

Observation 9e.

COXALGIE DATANT DE 10 ANS. — TESTICULE TUBERCULEUX AVEC FISTULE. — ENGORGEMENT DES GANGLIONS INGUINAUX.

M. C..., âgé de 20 ans, nous a été adressé, en juin 1867, par le professeur Gaillet, de Reims. Placé dans d'excellentes conditions hygiéniques, d'une taille ordinaire, avec toutes les apparences d'une très bonne santé, ce jeune homme est fortement entaché de lymphatisme. Il y a dix ans, il fut atteint d'une coxalgie du côté gauche, qui fut combattue par les moyens appropriés, entre autres par l'orthopédie, dans la maison de santé du docteur Duval, où le membre malade fut maintenu dans une immobilité absolue. Il s'est formé, à la longue, une fausse ankylose, avec un raccourcissement de quelques centimètres, et une roideur très−prononcée de l'articulation coxo-fémorale ; le grand trochanter est remonté en haut et en avant, et le genou et le pied sont tournés en dedans.

Il en résulte une claudication assez considérable, le malade ne peut marcher sans l'appui d'une canne-béquille. Il existe, en outre, depuis quelques années, un engorgement tuberculeux du testicule gauche, avec une fistule au point de jonction de la glande séminale avec l'épididyme, qui fournit un écoulement séro-purulent assez abondant. Engorgement notable des ganglions inguinaux du même côté.

Nous fîmes boire à M. C... trois verres d'eau sulfureuse par jour, aux heures ordinaires, et autant d'eau de Wildegg, avant chaque repas. Deux bains d'une heure par jour, suivis d'un léger massage autour de l'articulation ankylosée. Application permanente de compresses imbibées d'eau de Wildegg sur le scrotum et l'aine gauche.

Après quarante-huit bains, le malade nous quitta avec une légère amélioration, et continua, pendant une grande partie de l'hiver, l'usage interne et externe de l'eau de Wildegg, et prit de temps à autre quelques bains d'eau sulfureuse, selon notre formule. Dès le mois de mai suivant, M. C... nous revint faire une seconde cure, après laquelle il s'en retourna chez lui, pour revenir au mois d'août suivant. A son retour, nous fûmes surpris du changement qui s'était opéré dans son état. Presque plus de claudication, la marche se faisait sans appui d'aucune sorte, l'articulation jouissait d'une mobilité presque normale ; l'engorgement de l'aine et du testicule est à peine appréciable, et il ne restait plus de la fistule qu'un petit pertuis donnant un léger suintement. Une troisième cure fut faite, pendant tout le mois d'août 1868, et elle compléta l'amélioration qu'on avait déjà obtenue. M. C... nous donna depuis, à plusieurs reprises, des nouvelles très-satisfaisantes de sa santé. De tous ses maux, il ne lui reste plus qu'une légère claudication.

On a sans doute remarqué que nous nous sommes abstenus de douches. C'est là notre pratique presque constante, dans ces sortes de cas, de crainte de dépasser le but.

S'il ne s'était agi que de donner un peu plus de souplesse à l'articulation ankylosée, ce résultat aurait pu être atteint plus promptement. Mais nous avions à modifier l'état général, en même temps qu'à combattre une lésion grave de la glande séminale et l'adénite inguinale, l'une de nature tuberculeuse et l'autre scrofuleuse, — preuve, pour le dire en passant, de la co-existence possible de ces deux affections chez le même sujet. — On vient de voir que l'usage combiné de nos moyens généraux et locaux a fait atteindre ce double but.

Observation 10ᵉ.

Mlle S..., âgée de 15 ans, vint à Schinznach, en juin 1867, de la part du professeur Bouchacourt, de Lyon. D'une constitution scrofuleuse, elle était affectée depuis plusieurs années d'une carie des trois os du coude droit. A la partie externe de cette articulation, il existait cinq fistules, donnant issue à un pus ichoreux caractéristique. Une fausse ankylose maintenait le membre dans la demi—flexion. Carie des phalangettes du pouce et du doigt indicateur du même côté. Engorgement des ganglions de l'aisselle et sous—maxillaires. La malade prit tous les jours deux bains sulfureux d'une heure, les plaies furent pansées avec de l'eau sulfureuse, et les ganglions engorgés avec de l'eau de Wildegg. La même eau fut administrée à l'intérieur, à dose assez élevée. Après une saison de cinquante bains, la malade nous quitta avec une amélioration notable, et continua, dans le courant de l'hiver suivant, une partie de ce traitement. Elle revint l'année suivante faire la même cure, qui amena un résultat très-satisfaisant. Nous l'avons revue quelques années après, son état général était considérablement modifié, et les lésions locales continuaient à s'amender progressivement.

Observation 11ᵉ.

Mlle C..., agée de 22 ans, nous a été adressée, en 1869, par le professeur Schützenberger, de Strasbourg. Elle était également atteinte d'une carie scrofuleuse de coude, du deuxième et troisième métacarpien et de la seconde phalange de l'indicateur et du médius du côté gauche. Cette malade revint à Schinznach quatre années de suite. La carie du coude et de la main est complétement guérie, et cette dernière saison a été consacrée à effacer les derniers vestiges que la maladie des os a laissés sur les parties molles du dos de la main et des doigts.

Voilà des faits bien probants, pris au hasard entre beaucoup d'autres de même nature. Pour nous dispenser d'en grossir ici le nombre, nous rappellerons que l'hôpital de Schinznach est particulièrement destiné à ces sortes de maladies, qui y sont adressées, tous les ans, par série, et pendant toute la saison, des hôpitaux des principaux cantons de la Suisse.

Ce ne sont pas seulement les maladies du système osseux, de nature scrofuleuse, qu'on peut combattre favorablement à notre station ; les lésions osseuses, de cause externe, n'y trouvent pas moins de ressources efficaces. Les nécroses, suites de contusion et de fractures, les plaies par armes à feu, accompagnées de suppuration intarissable entretenue par des fragments osseux, les engorgements et les raideurs articulaires, dus aux mêmes causes, sont également combattus avec succès par les moyens dont nous disposons.

Observation 12ᵉ.

En septembre dernier, M. Demarquay nous adressa une dame ayant déjà passé l'âge de la ménopause, qui avait reçu, il y a un an, un coup de clef à la partie moyenne et externe du bras gauche ; il en est résulté une ostéite circonscrite, terminée par une petite nécrose siégeant entre deux fistules dont l'inférieure se trouvait très près du coude, dont l'articulation était devenue assez raide, pour empêcher tout mouvement du bras et même de la main. — Après les premiers quinze bains, on voyait déjà le mouvement revenir progressivement. Bientôt après, une parcelle osseuse se détacha, et si la fin de la saison n'avait pas interrompu la cure, on aurait pu arriver à une élimination complète du nécrose, d'après ce que nous avons vu dans des cas analogues.

Observation 13ᵉ.

Un de nos éminents confrères, de Paris, agrégé à la Faculté, âgé de 66 ans, s'était fracturé les deux os de la jambe droite, à son tiers inférieur, le 1ᵉʳ janvier dernier. La consolidation se fit lentement. Quand nous vîmes le malade, à la fin d'avril, il gardait encore le fauteuil et le lit. Enfin, le cal se forma très-régulier et sans raccourcissement. Mais le repos prolongé amena un œdème assez notable de la jambe et une raideur assez prononcée de l'articulation tibio-tarsienne. Grand, fort et robuste, notre confrère se sentait un peu alourdi et marchait péniblement.

Il vint à Schinznach, le 29 juillet, où il prit une douzaine de bains de courte durée et des petites douches locales dans le bain, et quelques-unes dans l'intervalle des bains. Nous lui fîmes boire de l'eau de Wildegg et, de temps en temps, quelques verres d'eau de Schinznach. — Ce traitement modéré eut un résultat très satisfaisant. Le gonflement et la raideur articulaire diminuèrent progressivement, et la marche était devenue plus libre.

« Aujourd'hui, 16 décembre, » nous écrit notre confrère, « le malade, quoique se servant d'une canne par
» prudence, a repris toutes ses occupations. Il y a en—
» core un peu d'œdème, qui va en diminuant chaque
» jour; aucune douleur dans la jambe, même par les va-
» riations de température. »

Chez ces deux malades, d'un excellent tempérament, nous avons administré l'eau de Wildegg à
petite dose, à titre de résolutif. Mais quand les
accidents traumatiques se présentent dans des
conditions constitutionnelles défavorables, telles
que scrofule ou lymphatisme, ou débilitation par
suite d'un repos forcément prolongé, cette eau
iodo-bromurée, prise à dose plus élevée, agit
comme modificateur général de l'organisme, et
aide puissamment l'effet reconstituant de notre
eau sulfureuse. C'est principalement dans ces cas
qu'il est aisé d'apprécier le grand avantage de la
réunion de ces deux agents médicamenteux dans
la même station.

CHAPITRE III.

Maladies des membranes muqueuses.

On vient de voir dans le chapitre précédent
quels étaient les effets de nos eaux dans les maladies des muqueuses de nature scrofuleuse. Nous
allons nous occuper maintenant des affections de
nature herpétique ou idiopathique de ces membranes. Si la dartre de la face s'étend souvent à la
muqucuse oculaire, palpebrale, nasale et pharyn-

gienne, les lésions de ces membranes sont quelquefois la seule manifestation de l'herpétisme. Il y a alors épaississement de ces membranes, avec écoulement muqueux ou muco-purulent et granulation de la conjonctive, des paupières et du pharynx, ainsi que hypertrophie des amygdales.

Dans tous ces cas, la boisson d'eau sulfureuse et les bains exercent leur action spéciale sur l'affection générale, en même temps que les lésions locales sont avantageusement modifiées par l'application directe de la pulvérisation externe, à l'aide d'appareils appropriés au siége et à l'intensité du mal.

Il en est de même du catarrhe utérin sans ou avec granulation, érosion ou ulcération du col. Ici encore, les moyens locaux peuvent seconder puissamment le traitement général. Nous n'ignorons pas que des praticiens éminents, craignant des irritations locales, proscrivent l'usage des injections sulfureuses. Mais, il nous semble que, pour écarter cette crainte, il suffit de distinguer la composition de ces injections. Nous ne pensons pas qu'une préparation d'une eau sulfureuse artificielle, au sulfure de potasse, par exemple, puisse être comparée à l'eau sulfureuse naturelle. La nôtre, qui est sulfurée calcique, jouit sous ce rapport, avec tous ses congénères, d'une immunité particulière, qu'elle doit sans doute à sa base de chaux, l'effet dessicatif de cette base sur les muqueuses étant trop connu pour que nous ayons besoin d'y insister.

Par déférence pour l'opinion contraire, nous avons cherché bien souvent à nous assurer de l'effet immédiat de ces injections sur les parties malades. Nous pouvons affirmer que, loin de provoquer de l'irritation, elles font diminuer progressivement l'irritation existante due le plus souvent à l'écoulement muco-purulent qu'elles tarissent. Nous affirmons, de plus, que cette pratique convenablement ménagée, abrège considérablement la durée de la maladie. Secondées par elle, trois à quatre cautérisations, s'il y a lieu, produisent des résultats qu'on obtient à peine après un grand nombre de ces opérations pratiquées dans les conditions ordinaires. Nous en appelons au témoignage de ceux de nos confrères qui ont été à même de constater les résultats qne nous venons de signaler.

C'est sans doute aussi à cette même base de chaux qu'on doit attribuer l'efficacité de notre source dans les catarrhes des muqueuses gastro-intestinale et vésicale. Nous possédons plusieurs faits très-remarquables de ces catarrhes, et notamment de celui de la vessie, guéris par notre eau ,éminemment diurétique. Nous regrettons vivement que le défaut d'espace ne nous permette pas de les rapporter ici; car nous avons hâte d'aborder un sujet sur lequel nous avions déjà appelé à plusieurs reprises l'attention du corps médical, et qui doit être traité avec tout le développement qu'il comporte.

AFFECTIONS DES VOIES RESPIRATOIRES.

La similitude, ou, si l'on veut, l'analogie de composition de notre source avec celle de ses congénères, où l'on traite avec succès les maladies de poitrine, a dû naturellement attirer de bonne heure notre attention de ce côté. Pourquoi, nous sommes-nous demandé, ne traiterait-on pas les mêmes maladies à la station de Schinznach? Pourquoi ne doterait-on pas celle-ci d'une attribution qui devrait lui appartenir à tant de titres ? Nos vues étaient d'ailleurs partagées par plusieurs hommes très-compétents. Ainsi, on lit dans un ouvrage spécial : « La station de Schinznach se recom- » mande par une composition exceptionnelle, qui » lui a créé des attributions qu'on chercherait » en vain près d'autres sources. Il est même vrai- » semblable que *son cercle d'application s'étendra* » *par la suite.* » Et plus loin, à propos de la source de Wildegg : « Il est à présumer que l'expérience » développera encore ses attributions (1). » Dans une excellente notice sur Schinznach, le docteur Aimé Robert insiste vivement et longuement, dans l'intérêt surtout des populations de la Suisse et de l'est de la France, sur l'utilité de l'eau de Schinznach dans les affections des voies respiratoires (loc. cit.)

Ces prévisions et ces vœux eurent bientôt un commencement de réalisation, et les premiers faits se prononcèrent en leur faveur. Nous les avons recueillis avec le plus grand soin et nous les avons classés et complétés, en collaboration, en quelque sorte, avec ceux de nos honorables confrères qui, en nous adressant leurs malades, ont bien voulu

(1) *Diction. général des Eaux minérales,* t. II, pp. 789 et 914. Paris, 1860.

nous préciser leur diagnostic, et nous tenir au courant des effets consécutifs de la cure.

Cette double authenticité de nos faits aurait, certes, pu nous suffire ; mais nous avons voulu leur donner une dernière consécration, en les soumettant au contrôle et au jugement de l'un des corps savants, dont les membres les plus éminents n'ont jamais cessé d'avoir, depuis de longues années, des relations de voisinage avec notre station. Sur un rapport très-compétent de notre excellent collègue et ami, le docteur Villemin, inspecteur-adjoint à Vichy, la Société de médecine de Strasbourg a bien voulu, en 1867, adopter nos conclusions et nous honorer de ses suffrages.

Cette approbation trouva bientôt de l'écho parmi les praticiens les plus distingués des contrées voisines. Pour n'en citer qu'un, voici ce que M. le docteur Druhen aîné, professeur à l'école de médecine de Besançon, nous écrivit, en 1868, en nous adressant un de ses malades, affecté d'une bronchite chronique grave : « J'ai lu, avec un vif
» intérêt, les travaux publiés sur les eaux de
» Schinznach, et j'ai reconnu qu'on avait parfaite-
» ment raison *d'assimiler ces sources à celles des*
» *Pyrénées, pour le traitement des affections de poi-*
» *trine.* Je serais particulièrement heureux, pour
» notre Franche-Comté, qu'une longue expérience
» vînt, à cet égard, confirmer les prévisions de la
» théorie. Ce serait un grand avantage, pour nos
» clients, de rencontrer en Suisse, et à une dis-
» tance si rapprochée de nous, les avantages qu'ils
» ont l'habitude d'aller chercher au loin, et au
» prix d'un voyage long, pénible et dispendieux. »

L'expérience qu'invoque notre honorable correspondant est faite, grâce au concours bienveillant et efficace de nos plus éminents confrères de tout le nord-est de la France qui partagent, à ce sujet, les idées judicieuses du savant professeur de la Franche-Comté. Ce concours nous a mis en possession d'un grand nombre de faits, que nous avons recueillis avec le même soin et suivant la même méthode, et que nous nous proposons de publier un jour dans un travail spécial sur ce sujet. En attendant, nous allons en rapporter ici quelques-uns, datant déjà d'un peu loin, et ayant reçu, par conséquent, la meilleure des consécrations, celle du temps.

APHONIE

On sait que l'extinction de voix n'est, le plus souvent, qu'un phénomène morbide symptomatique. Elle dépend tantôt d'une lésion grave d'un des lobes antérieurs du cerveau (Bouillaud); tantôt elle est fugace et passagère, comme la cause qui l'a fait naître : frayeur, colère, violent chagrin, etc. (aphasie); tantôt elle est due à une lésion mécanique, à des tumeurs ou ulcération du larynx de nature tuberculeuse ou syphilitique; tantôt enfin, elle se rattache à un état arthritique ou à l'herpétisme. C'est cette dernière variété qui se présente le plus fréquemment à Schinznach. Nous en possédons plusieurs faits très intéressants, dont voici deux datant de six à sept ans.

Observation 14e.

En 1867, M. le professeur Stoltz, de Strasbourg, nous adressa un de ses clients, âgé de 40 ans, homme fort et robuste, athritique, menant une vie très active, et s'exposant fréquemment aux intempéries de l'air. Il était atteint, depuis un an, d'une extinction de voix presque complète, qu'il attribuait à une ancienne syphilis, dont il ne présentait, d'ailleurs, aucun symptôme. L'examen laryngoscopique ne révélait aucune lésion. Après une cure très-complète, le malade nous quitta dans le même état. — En janvier suivant, il nous écrivit que, quelques semaines après sa rentrée, la voix lui était revenue complétement. Malgré les fatigues qu'il a continué à endurer, sa guérison ne s'était point démentie depuis.

Observation 15e.

Pendant la même saison, M. R..., de Blois, âgé de 26 ans, magistrat, faisait une cure à Schinznach, pour un *acné rosacea*, avec assez de succès pour l'engager à y revenir l'année suivante. Quelques semaines avant son arrivée, il fut atteint, par suite d'un refroidissement, d'une extinction de voix complète. Le traitement suivi à notre station avec le plus grand soin, contre ses deux affections, fut de nul effet pour la seconde. L'aphonie persistant, nous adressâmes M. R... à un spécialiste de Paris, qui diagnostiqua une paralysie de la corde vocale gauche, et conseilla l'application de l'électricité. Pressé de retourner à son poste, le malade se munit d'un petit appareil électrique, dont il devait faire usage chez lui. — Mais, quelle fut sa surprise, lorsqu'à peine monté dans le wagon, sa voix lui était revenue tout-à-coup. Ce ne fut que plusieurs mois après que M. R... nous a appris cette heureuse nouvelle. Ayant eu l'occasion de revoir, depuis, ce malade plusieurs années de suite, nous avons pu nous assurer que sa guérison s'était parfaitement maintenue.

ASTHME

Considérée au point de vue étiologique, cette affection paraîtrait défier tous les efforts de l'art. Cependant, malgré l'état permanent de l'emphysème vésiculaire, les intermittences, les alternatives de cruelles souffrances et de bien-être relatif qu'elle présente, sont plus que suffisantes pour encourager le praticien dans ses tentatives. Parmi les moyens variés dont il dispose, la thérapeutique thermale a toujours revendiqué une large part, et non sans raison. Si, dans l'asthme sec, franchement intermittent, son efficacité peut être mise en doute, il n'en est point ainsi dans la forme humide, catarrhale. Là, la médication hydro-minérale est parfaitement indiquée, et notamment les eaux sulfurées-calciques, dont l'action sur les muqueuses est trop connue pour que nous ayons besoin d'y insister.

C'est grâce à cette action spéciale qu'elles exercent sur la muqueuse bronchique, que nous avons la satisfaction de voir tous les ans des asthmatiques grandement soulagés à notre source. L'eau en boisson fait diminuer rapidement les hypersécrétions des bronches; les bains à température élevée produisent des effets révulsifs répétés, et les inhalations facilitent beaucoup l'expectoration. Ces inhalations sont si favorables que presque tous ces malades continuent à en faire usage à domicile avec l'eau de notre source, à l'aide de l'appareil portatif décrit plus haut.

Nous allons nous occuper maintenant des maladies de poitrine proprement dites.

Observation 16ᵉ.

BROCHITE CHRONIQUE

M. S..., de Saint-Amarin, rentier, âgé de 62 ans, a vu tous les membres de sa famille succomber successivement à la phthisie pulmonaire. A vingt ans, il commença à tousser. Un an après, il eut une fièvre typhoïde grave. A partir de l'âge de trente ans il avait, au commencement et à la fin de chaque hiver, des catarrhes bronchiques, avec pleurodynie, qui ne disparaissaient qu'au retour de la belle saison.

Depuis, le malade porte un cautère au bras. Il y a cinq ans, M. S... fut atteint d'une bronchite capillaire, dont il ne s'est rétabli qu'au bout de six mois. Il se rendit alors à Ems pour une saison. L'hiver suivant s'étant mieux passé, il y retourna pendant trois années de suite. Au mois de janvier 1867, la toux devint plus fréquente et plus intense, et en mars suivant, il se déclara une nouvelle bronchite capillaire double, avec expectoration muco-purulente très-abondante et engoument pulmonaire qui dura trois mois. Dès que le malade fut en état de faire le voyage, il vint à Schinznach, nous apportant de la part du docteur Derivaux les renseignements qu'on vient de lire.

L'habitude extérieure de M. S... ne présente rien à noter. Il a plutôt l'apparence d'un homme assez fort, et qui ne porte point son âge. La percussion rend partout un son clair, tympanique même dans certains endroits. L'auscultation fait entendre des râles muqueux et sibilants, disséminés dans toute l'étendue de la poitrine. La résonnance n'offre aucun signe particulier. Toux fréquente par longues quintes, le matin surtout, suivie d'abondantes expectorations puriformes. Il n'y a jamais eu d'hémoptysie.

Traitement. — Un demi-verre, puis un verre d'eau sulfureuse trois fois par jour. Une séance d'inhalation tous les matins, pendant les premiers huit jours, puis une seconde séance le soir. Un bain d'une demi-heure tous les deux jours au début, ensuite un bain tous les matins et une douche générale tous les soirs. Vu le tempérament lymphatique assez prononcé du malade, nous lui fîmes prendre un verre à Bordeaux d'eau de Wildegg avant chaque repas. Un verre de lait, deux fois par jour, pris à l'étable.

Ce traitement a été suivi d'un succès complet. La toux est devenue de plus en plus rare, et l'expectoration de moins en moins opaque et abondante, et dans les derniers jours de la cure, elle avait cessé complétement.

En 1868, le docteur Derivaux nous a écrit : « Quant à » M. S..., j'ai le plaisir de vous annoncer que son état » ne laisse rien à désirer, et qu'il peut être considéré » comme guéri. »

Des nouvelles toutes récentes viennent de confirmer cette heureuse prévision. Depuis cinq ans, M. S... n'a pas éprouvé la moindre rechute.

Observation 17e.

BRONCHITE CHRONIQUE

M. C..., étudiant en droit, âgé de 22 ans, d'apparence chétive et grêle, sans antécédents héréditaires, a commencé à tousser à 18 ans, par suite d'un refroidissement. Malgré les soins les mieux entendus et des alternatives diverses, la toux n'a jamais cessé complétement. Sèche et quinteuse d'abord, elle fut bientôt accompagnée d'une expectoration de plus en plus abondante. L'état général s'en ressentit, à la longue un léger amaigrissement survint et les forces diminuèrent rapidement. Ce fut alors que le professeur Druhen nous adressa ce malade, le 8 juillet 1867.

La percussion donne un son clair dans toute l'étendue de la poitrine. A l'auscultation, bruit respiratoire normal du côté gauche, à droite quelques râles à grosses bulles disséminés en bas, plus rapprochés, plus concentrés, en remontant vers la clavicule. Quelques légers craque-

ments et résonnance exagérée au sommet gauche. Toux
fréquente troublant souvent le sommeil. Expectoration
de mucosités filantes, mêlées de quelques matières puriformes.

Traitement. — Trois verres d'eau sulfureuse par jour ;
une séance d'inhalation matin et soir. Un bain d'une
demi-heure à 36° c. tous les soirs ; deux verres de lait,
à l'étable, matin et soir. A la fin de la première quinzaine, la toux était devenue très-rare et l'expectoration
avait cessé complétement. Mais l'une et l'autre ont reparu, après un refroidissement auquel le malade s'était
exposé, pendant une excursion longue et fatigante. Quelques jours de repos et de ménagement, et le traitement
repris et suivi avec régularité et exactitude, durant une
dizaine de jours encore, ont amené promptement l'amélioration un instant interrompue, et M. C... quitta Schinznach dans l'état le plus satisfaisant.

En juillet 1870, ce jeune homme revint à Schinznach ;
mais à peine arrivé, il dut interrompre sa cure, ayant été
appelé sous les drapeaux. Il fit toute la campagne, et notamment celle de la Loire, dans les conditions que l'on
sait. Sa santé n'en a nullement souffert. L'année dernière,
il fit venir de l'eau de Schinznach, pour en boire à domicile, dans le courant de l'hiver. Il nous a écrit depuis
que sa santé ne laissait rien à désirer.

Jusqu'ici, il n'était question que de bronchites
simples ; celles qui vont suivre sont d'une nature
plus grave.

Observation 18°.

BRONCHITE CHRONIQUE AVEC HÉMOPTYSIE

M. L..., magistrat, de Besançon, âgé de 56 ans, d'un
tempérament lymphatique, sans antécédents héréditaires,
est atteint d'une affection catarrhale des bronches, pour
laquelle il a déjà fait, pendant quatre années de suite, des
cures à Allevard. La toux et l'expectoration ayant pris,

dans ces derniers temps, un caractère inquiétant, M. le professeur Druhen a pensé qu'il y avait lieu de se préoccuper de l'avenir, et nous adressa son malade à Schinznach, en juin 1867, en ces termes : « L'auscultation ne m'a » fourni que des signes négatifs, et aujourd'hui même » vous ne découvrirez que quelques râles muqueux et de » l'inégalité dans le murmure vésiculaire. Mais, depuis » une quinzaine de jours, M. L.... a éprouvé de petites » hémorrhagies bronchiques peu abondantes, rares et » sans phénomènes sthétoscopiques, et hier soir trois à » quatre crachats sanglants ont suivi une conversation » assez longue et fatigante. »

Nous avons trouvé, en effet, des râles muqueux nombreux au-dessus du sein droit, et le murmure vésiculaire inégal jusqu'au-dessous de la clavicule. Toux assez fréquente. Expectoration muco-purulente abondante, mêlée de nombreux caillots sanguins. Un peu d'oppression. Etat général satisfaisant.

Traitement. — M..L... ayant l'habitude de l'eau sulfureuse, nous lui en fîmes boire, dès le début, trois verres d'eau par jour, une séance d'inhalation tous les matins, un verre d'eau de Wildegg avant chaque repas. Un bain à 35° c. tous les matins avant l'inhalation. Seconde séance d'inhalation tous les soirs. Un verre de lait pris à l'étable à jeun.

Dès le surlendemain du début de la cure, l'hémoptysie s'est arrêtée. Au quinzième jour, la toux avait presque complétement cessé et l'expectoration ne présentait plus que quelques mucosités très-peu abondantes.

Très-satisfait de son état, M. L... fit une excursion au pélerinage de Notre-Dame-des-Ermites (Einsiedeln). Ce lieu étant très-élevé et très froid, notre malade en revint au bout de trois jours, crachant le sang de nouveau. Il reprit aussitôt son traitement, et dès le lendemain ces accidents furent conjurés et sans retour. M. L... quitta Schinznach à la fin de juillet, dans un état de bien-être qu'il n'avait plus connu depuis le début de sa maladie.

Ce qu'il y a de plus remarquable dans ce fait,

c'est la rapidité avec laquelle les crachements de
sang ont cédé, à deux reprises, à l'usage de l'eau
de Schinznach. C'est là un résultat sur lequel nous
ne saurions trop appeler l'attention de nos confrères dès ce premier fait. On sait dans quelles
perplexités ces accidents jettent souvent les praticiens les plus sagaces. Lorsque, après l'emploi des
palliatifs, il s'agit de faire choix d'une médication
rationnelle et définitive pour combattre l'affection
générale, les meilleurs esprits hésitent et reculent
souvent devant l'une des plus efficaces, parce que
longtemps on avait considéré cette complication
si redoutée comme une contre-indication formelle
à son emploi. Aussi, dans le cas qui nous occupe,
notre savant confrère de Besançon n'a-t-il pris
le parti d'adresser son hémoptoïque à nos eaux
qu'après en avoir appelé à l'expérience de l'un
des hommes les plus autorisés. « C'est là, nous
écrivit-il, en parlant des hémoptysies de M. L...;
» c'est là un phénomène qui autrefois aurait pu
» retarder le départ de mon malade pour les eaux
» de Schinznach; mais l'expérience de M. Pidoux
» me rassure et me donne confiance. N'a-t-il pas
» écrit tout récemment : « On s'effraye générale-
» ment trop de l'hémoptysie, je crois pouvoir af-
» firmer qu'elle cause plus de peur que de mal, et
» que parmi les plus beaux résultats que j'ai obte-
» nus aux Eaux-Bonnes dans la phthisie, je compte
» un certain nombre de cas où les malades avaient
» éprouvé des crachements de sang pendant la
» cure thermale ou bientôt après. »

On vient de voir jusqu'à quel point M. Druhen a
eu raison de compter sur l'affirmation si positive

de notre éminent collègue des Eaux-Bonnes. A nous aussi, elle nous a rendu un grand service en nous encourageant à manier le puissant agent dont nous disposons avec plus de confiance, avec plus d'assurance, et bientôt nous avons eu la satisfaction de voir le résultat dépasser notre attente. Pas un de nos hémoptoïques, comme on le verra plus bas, pas un n'a continué à cracher le sang ni pendant ni après la cure. Chez tous, dès les premiers jours du traitement, les crachements de sang s'arrêtaient invariablement. Si par suite d'interruption ou d'imprudences on les voyait reparaitre, ils n'ont jamais manqué de cesser avec la cause qui les a fait naître. Voici deux faits très-remarquables à l'appui.

Observation 19e.

PHTHISIE PULMONAIRE

M. M..., de Reims, chef de cave, âgé de 38 ans, sans antécédents héréditaires, arthritique, est sujet depuis longtemps à de la toux, à de l'oppression et à des crachements de sang. « A la percussion et à l'auscultation, » nous écrit M. le docteur Gaillet, qui nous l'a adressé, « il » est facile de constater de l'induration tuberculeuse ac— » compagnée d'excavations assez étendues. » Déjà l'année précédente (1867) ce malade a fait avec avantage un séjour assez prolongé aux eaux de Saint-Honoré.

M. M... est grand, maigre, sec, très-irritable et très-indocile. Son état général laisse peu à désirer. Il a des quintes de toux rares, mais violentes, avec expectoration muco-purulente abondante souvent mêlée de nombreux caillots. Sous la clavicule droite, submatité autour d'un point parfois très-sonore qui donne à l'auscultation du gargouillement et de la pectoriloquie.

Traitement. — Comme ce malade a l'habitude de l'eau sulfureuse, il prendra d'emblée trois verres d'eau par jour; deux séances d'inhalation et un bain d'une demi-heure à 35° c. tous les jours.

Malgré tous nos efforts, ces prescriptions n'ont jamais été suivies régulièrement. Ce malade, s'autorisant de l'amélioration survenue dès les premiers jours, se livrait à bien des écarts de régime, commettait toutes sortes d'imprudences, tantôt interrompant le traitement et tantôt le reprenant avec excès.

L'amélioration continua néanmoins, et M. M... quitta Schinznach dans un état de bien-être sur lequel nous n'avions guère osé compter.

Observation 20ᵉ.

PHTHISIE PULMONAIRE

M. B..., brasseur, à Reims, âgé de 41 ans, sans antécédents héréditaires, ayant toujours mené une vie très-active, a eu, en 1858, à six mois d'intervalle, deux attaques de goutte de six à sept semaines de durée. Ces accès se renouvelèrent encore trois à quatre fois avec moins d'intensité jusqu'en 1866. A cette époque, s'étant exposé fréquemment à de brusques variations de température, il a pris un rhume, qui l'amena à Schinznach en 1868.

Etat actuel. — Voici ce que nous écrivit le professeur Gaillet, au sujet de ce malade :

« Depuis l'automne dernier, M. B... tousse et a de
» l'oppression ; plus tard, sont survenues quelques expec-
» torations muqueuses, puis muco-purulentes ; à dif-
» férentes reprises, il a eu des hémoptysies abondantes.
» La percussion et l'auscultation m'avaient fait depuis
» longtemps reconnaître une induration tuberculeuse des
» deux sommets, avec bronchite congestive très-intense.
» Depuis deux mois environ, le ramollissement des tu-
» bercules s'est caractérisé, l'oppression et la toux ont
» diminué, l'appétit et les forces reviennent un peu. Dans

» cet état, j'ai pensé que le malade pourra faire avanta-
» geusement une cure à Schinznach. »

Notre examen a confirmé pleinement le diagnostic de notre savant confrère.

M. B... suivit notre traitement avec la même irrégula-rité, et aussi avec le même résultat heureux que le sujet de l'observation précédente.

Ces deux malades, MM. M... et B..., presque du même âge, habitant la même ville, vivant dans le même milieu, ayant les mêmes goûts et venus à Schinznach ensemble et pour la même affection, ne se quittaient presque pas et commettaient, comme à l'envi, les mêmes imprudences. L'un vif, irascible, impérieux ; l'autre doux, faible et docile, l'accord était parfait, et l'exemple de l'un était ponctuellement suivi par l'autre. D'abord ils ne voulaient point entendre parler d'affection de poi-trine. M... prétendait qu'il n'avait qu'un rhuma-tisme, que son oppression ne venait que de là, et que, par conséquent, il ne lui fallait que des douches, et des plus énergiques. M. B... avait beau, en expectorant, remplir des cuvettes de pus et de sang, tout cela n'était que sa goutte, donc il n'a-vait besoin que de bains très-prolongés et très-chauds. Il ne nous était pas bien difficile de com-battre ces idées et d'en empêcher les conséquences. Mais où ils échappaient complétement à notre surveillance, c'était dans leurs habitudes d'user immodérément de la bière et du tabac : conduite dont ils reconnaissaient cependant bien les incon-vénients et les dangers, puisqu'ils s'en accusaient réciproquement et à l'insu l'un de l'autre. Ce ne fut pas tout. S'ils abusaient du mal, ils n'abusaient pas moins du remède. Après une excursion très-fatigante de plusieurs jours, voulant récupérer le temps perdu, ils burent huit verres d'eau sulfureuse dans une matinée et prirent un bain très-prolongé. Eh bien, cet excès ne produisit aucun effet fâcheux, et les crachements de sang ne reparurent point. Grâce à ces imprudences, il nous fut prouvé que l'eau de Schinznach, même à dose très-élevée, loin de provoquer l'hémoptysie, l'arrête là où elle existe.

Nous avons appris depuis que M. M... était mort, il y a trois ans, par suite d'une rupture d'un anévrisme de la crosse de l'aorte; tandis que M. B..., qui a beaucoup modéré ses habitudes, jouissait d'une excellente santé.

Observation 21e.

PHTHISIE PULMONAIRE

M. M.., négociant, de Fribourg, âgé de 35 ans, sans antécédents héréditaires, a toujours joui d'une bonne santé, lorsqu'il y a trois ans, à la suite d'un malheur de famille qui l'affecta profondément, il fut pris d'une petite toux sèche et de légers crachements de sang. Dominé, absorbé par ses peines morales, il prêta peu d'attention à un mal qui ne l'empêchait pas de se livrer à ses affaires. Peu à peu ces accidents s'aggravèrent, et en janvier 1866, M. M... commença à ressentir des frissons tous les soirs, suivis la nuit de sueurs extrêmement abondantes, puis le matin survenaient de fortes quintes de toux, terminées par une abondante expectoration muco-purulente, mêlée de nombreux caillots sanguins. Sous la clavicule droite, submatité, râles caverneux, gargouillement, pectoriloquie. Respiration puérile à gauche. Légère oppression.

Dyspepsie, ou plutôt anorexie absolue. Amaigrissement et déperdition rapide des forces.

L'eau de Schinznach, prise à domicile pendant plusieurs mois, les arsenicaux, les amers et les toniques amendèrent notablement ces accidents, ramenèrent l'appétit et suffisamment de forces pour permettre à M. M... de se rendre à notre station, au printemps de 1867. Il y suivit pendant un mois un traitement complet avec un succès inespéré. Après avoir pris, l'hiver suivant, pendant plusieurs mois, de l'eau de Schinznach en boisson, la toux et l'expectoration ont cessé complétement ; les crachements de sang, arrêtés dès le début de la cure, n'ont plus reparu, l'appétit est excellent, le sommeil réparateur, et l'embonpoint et les forces sont revenus à leur état normal. Si l'on ajoute à ces signes rationnels ceux que vient de fournir l'exploration directe, deux ans après la cure de Schinznach, on peut certainement considérer M. M... comme guéri. Sonorité parfaite dans toute l'étendue de la poitrine, excepté au sommet du poumon droit, où il existe encore, dans un point très-circonscrit, en dehors, une légère submatité à peine appréciable. Le seul phénomène qu'offre l'auscultation, c'est dans ce même point, à l'ancien siége de la caverne, une très-légère diminution du murmure respiratoire à l'inspiration, et un peu plus marquée à l'expiration. Point de raisonnance nulle part.

Nous venons d'avoir l'occasion de revoir ce malade tout récemment. Nous l'avons trouvé dans un excellent état de santé ; sa guérison peut certainement être considérée comme complète et définitive.

Examinons brièvement la valeur de ces faits, et voyons surtout quels sont les traits distinctifs de chacun d'eux. Le premier des trois faits de bronchite chronique (Obs. 16) nous présente un sujet de 62 ans, dont tous les membres de la famille sont morts phthisiques dans leur jeunesse, et dont les premières atteintes de la maladie dataient depuis l'âge de 30 ans. Le second malade n'avait que 22 ans ; mais il était déjà épuisé, amaigri, par la longue durée de sa maladie. Tous les deux se sont rétablis promptement et définitivement, et le dernier a pu supporter toutes les fatigues et les privations d'une longue et rude campagne, pendant le très-rigoureux hiver de 1870-71. Le troisième cas de bronchite est compliqué d'hémoptysie. Cette complication, qui en faisait la gravité, a été conjurée dès le début de la cure, dont le résultat a été aussi favorable que dans les deux cas précédents.

Les trois faits de la seconde série offrent tout l'intérêt qui s'attache à l'affection qui en est l'objet. Ce sont là des cas de phthisie pulmonaire bien avérée. Mais quand il s'agit de cette redoutable maladie, il faut avant tout mettre le diagnostic hors de toute contestation. Or, dans ces trois cas, le diagnostic a été établi avec la plus grande précision par des savants praticiens, dont la compétence et l'autorité ne sauraient être un instant mises en doute. Nous avions donc eu affaire à trois cas incontestables de phthisie pulmonaire au second degré.

De ces trois faits, nous défalquerons volontiers le premier (Obs. 19), bien que le malade ait succombé à un accident étranger à la maladie qui l'a amené à Schinznach (rupture d'un anévrisme chez un alcoolique). Les deux autres (Obs. 20 et 21) nous donnent deux guérisons certaines, datant depuis cinq à six ans, et pouvant ainsi être considérées sans aucun doute comme définitives.

Cette proportion très-consolante étonnera peut-

être plusieurs. A ceux qui nient d'une manière absolue la curabilité de la phthisie pulmonaire, nous
n'avons rien à dire ; nous ferons remarquer à ceux
qui l'admettent que les cas dont il s'agit ici sont
des faits de phthisie accidentelle. Pas un de ces
malades n'a eu d'antécédents héréditaires, pas un
n'a présenté, dans son enfance, aucun des signes
de la tuberculose. Dans ces conditions, la phthisie
est incontestablement susceptible de guérison.
N'obtiendrait-on ainsi que deux guérisons sur
cent, sur mille cas de phthisie pulmonaire bien
avérée, le résultat serait encore fort encourageant.
Maintenant, que la cure de Schinznach, précédée et
suivie de soins appropriés, ait contribué à cet heureux résultat, il n'y a rien là qui soit en dehors de
la nature des choses et que l'on n'observe ailleurs.

Ce qui paraît être particulièrement propre à
notre source, c'est l'action spéciale qu'elle exerce
sur l'hémoptysie. Cette action serait-elle due à la
base calcique de sa sulfuration ? Quelle qu'en soit
la cause, le fait est certain. Nous n'avons jamais
vu les crachements de sang résister à l'usage de
notre eau, quel qu'ait été, d'ailleurs, le résultat
définitif de la cure. Bien plus, nous devons au hasard des imprudences des deux malades de Reims
(Obs. 19 et 20), la conviction de *l'inocuité absolue*
de notre eau prise à des doses même très-exagé-
rées. Ainsi, on vient de voir que M. B... (Obs. 20),
qui depuis longtemps remplissait tous les matins
une cuvette de pus et de sang, après avoir ingéré,
pendant huit jours, huit verres de cette eau, n'a
nullement aggravé ses accidents, lesquels se sont

promptement calmés, dès qu'il l'a reprise à dose médicamenteuse.

A côté de l'épreuve, le hasard encore s'était chargé de nous fournir la contre-épreuve. M. L... (Obs. 18), d'abord, et un autre hémoptoïque, un mois après lui, déjà bien avancés dans leur cure et fort satisfaits du résultat, s'en vont passer quelques jours au pélerinage d'Einsiedeln. L'altitude et la basse température de ce lieu ramenèrent les crachements de sang. Nos deux malades s'empressent de revenir à Schinznach, reprennent leur traitement, et les accidents s'arrêtent aussitôt.

Un adjuvant, aussi utile qu'agréable, est fréquemment employé à notre station, dans les affections des voies respiratoires, c'est un excellent lait de vache ou de chèvre, que les malades boivent à l'étable même. L'éréthisme et la surexcitation nerveuse sont avantageusement combattus par le petit lait, à titre de calmant et d'analeptique.

Reste la question du climat. Celui de la Suisse peut-il convenir dans les maladies de poitrine ? — On sait que tout pays alpin présente, sous ce rapport, des différences extrêmes, suivant une foule de conditions locales. Il ne saurait donc être question ici du climat de la contrée, mais de celui de la localité qui nous occupe.

Or, on a vu plus haut que la station de Schinznach est située, non pas sur un des hauts plateaux des Alpes, mais dans la large et belle vallée de l'Aar, à une altitude de 320 mètres. Sa température est douce, égale, sans changement brusque, et ce qui la distingue particulièrement, c'est sa constance et son uniformité. Pendant la plus grande partie

de la saison, elle ne présente presque point de variations diurnes et nocturnes. Les promenades et les vastes galeries sont fréquentées jusqu'à des heures assez avancées de la nuit sans nul inconvénient, et cela, depuis le mois de mai jusqu'en septembre.
— Voilà pour le climat proprement dit. Quant à l'exposition des thermes, elle est des plus heureuses. Toutes les parties de l'édifice sont orientées au levant, et reliées par des corridors et des galeries couvertes, qui permettent aux malades de passer en tout temps des cabinets de bain et des salles d'inhalation à leurs appartements, à l'abri des influences atmosphériques extérieures. C'est là que les aphones et les asthmatiques, les catarrheux et les tuberculeux viennent volontiers humer le gaz sulphydrique circulant partout en proportion et à dose convenable pour sentir, comme ils disent, leur poitrine se dilater. Ceux enfin qui, de plus, sont affectés d'oppression et de dyspnée, peuvent se livrer à de longues promenades *en plaine*, sans s'exposer à des ascensions qui aggraveraient leur état.

Il résulte de tout ce qui précède que la station de Schinznach réunit toutes les conditions nécessaires pour le traitement des affections des voies respiratoires. Nous croyons donc pouvoir résumer notre pensée en ces deux mots : *les maladies de poitrine qu'on peut traiter avec succès, à telle ou telle station thermale, peuvent être traitées avec le même succès à la station de Schinznach; celles que l'on ne pourra pas guérir à Schinznach, ne pourront pas être guéries davantage ailleurs.*

CHAPITRE IV.

Maladies des centres nerveux. — Névroses.

De cette nombreuse classe d'affections, nous devons éliminer tout d'abord celles dépendant d'une altération organique de l'encéphale et de ses annexes. Ces lésions sont-elles anciennes? Tout traitement hydro-minéral est inutile, et il peut devenir nuisible si elles sont récentes. Loin donc de réclamer la médication thermale, elles en constituent une contre-indication formelle. Mais entre ces deux termes extrêmes, il se présente une foule de cas d'une chronicité moyenne, les uns en voie de résolution, les autres en voie de réparation, tous susceptibles de guérison. Dans ces cas, la thérapeutique thermale peut et doit intervenir. Le problème se réduit alors à une question d'opportunité d'une part, et de choix d'une station appropriée, d'autre part.

Sur la question d'opportunité, nous n'avons qu'à nous en rapporter à la sagacité de nos honorables confrères qui, d'habitude, ne prennent leurs résolutions qu'à bon escient. Quant au choix d'une station, là, nous pouvons, sans crainte d'empiéter sur le domaine d'autrui, émettre notre avis, partagé d'ailleurs par le plus grand nombre.

Voici dans cet ordre d'affections celles qu'on peut traiter à Schinznach avec quelques chances de succès :

PARALYSIE

Dans les paralysies, soit *cérébrale* (hémiplégie),
soit *spinale* (paraplégie), nous avons deux choses à
considérer : 1° La lésion organique, que nous devons supposer en voie de réparation du moment
qu'on la juge justiciable de la médication thermale ; 2° Le trouble fonctionnel qui en résulte et
qui souvent lui survit. Il arrive, en effet, assez
fréquemment, que les fonctions motrices, profondément troublées au début de la maladie, ne se
relèvent qu'incomplétement de l'atteinte qu'elles
ont subie, et qu'il faille s'attaquer directement à
elles pour leur rendre tout ce qu'elles sont susceptibles de récupérer. Il s'agit alors d'exercer
sur les parties affectées une certaine excitation
qui, réveillant la sensibilité engourdie des nerfs
périphériques, l'activité de la circulation capillaire et les phénomènes de nutrition nécessaires à
la libre action des organes musculaires, peut se
propager jusqu'au point de départ de l'innervation
et rétablir les conditions de dynamisme suspendues
ou altérées. Or, il est généralement admis que les
eaux chlorurées sodiques et les sulfureuses fortes,
douées d'une haute température, sont également
propres à reconstituer l'économie, ou même réparer, en vertu de leurs propriétés effectives, un défaut partiel de développement dans une région
condamnée à l'inaction.

Il est presque superflu de dire que cette indication peut parfaitement être remplie à la source
de Schinznach, aussi bien à cause de la richesse
de sa sulfuration, qu'à cause de sa haute teneur en

chlorure de sodium. Cette minéralisation, par l'action générale qu'elle exerce sur tout l'organisme, répond à la médication reconstituante, et par la rubifaction qu'elle produit dans chaque bain, elle remplit les conditions essentielles de la médication révulsive. Ce n'est pas tout. Pour répondre à toutes les indications, il faudrait agir sur l'altération locale elle-même, afin d'aider le travail réparateur en hâtant la résorption des caillots et des épanchements intersticiels. Nous pensons que l'eau iodo-bromurée de Wildegg peut parfaitement remplir ce but, à titre de médication altérante et résolutive.

Toutefois, si le choix de la médication demande ici beaucoup de discernement, son application exige une grande vigilance. Il faut y procéder avec une extrême réserve, surveiller de près les effets produits et se poser pour règle de conduite : qu'il vaut mieux rester en-deçà que de risquer d'aller au-delà du but.

Nous venons de diriger la cure d'un hémiplégique, âgé de 72 ans, M. D..., de Montbéliard, atteint en même temps d'un eczéma du cuir chevelu et des deux membres paralysés, accompagné de beaucoup de prurit. Préoccupé surtout de sa maladie de la peau, le malade outrepassait nos prescriptions et prenait des bains plus chauds et plus prolongés qu'il ne le fallait. Le prurit se calma vite et l'éruption disparaissait à vue d'œil, à la grande satisfaction du malade, mais pas à la nôtre, car nous nous sommes aperçus, à temps heureusement, que le mouvement des membres commençait à être gêné. Nous fîmes prendre aussitôt à M. D...

quelques douches percutantes pour rappeler l'eczéma, et nous surveillâmes la cure de très-près, qui s'acheva dans les meilleures conditions possibles. Le malade nous a donné, depuis, des nouvelles très-satisfaisantes de sa santé.

Les paraplégies d'origine *rhumatismale,* avec ou sans abolition de la sensibilité, celles qu'on peut réellement rapporter à l'action du froid, sont très-efficacement modifiées et souvent guéries par nos bains et nos douches. Il en est de même de la paraplégie due à une intoxication *métallique,* saturnine, mercurielle ou arsénicale.

Les paraplégies *névropathiques,* celle même qui se relie à l'hystérie, et que beaucoup de pathologistes attribuent à une irritation spinale, trouvent dans nos eaux une action reconstituante et sédative, en même temps que révulsive, par l'effet des rubéfactions qui se produisent dans les bains.

Enfin, les paraplégies par *épuisement nerveux,* consécutives à des fièvres graves, à une convalescence prolongée ou à toute circonstance débilitante ; celle consécutive aux *excès vénériens,* compliquée de pertes séminales, peuvent se réparer à notre source par les moyens généraux et locaux dont nous disposons. Nous avons, dans ces derniers temps, combattu très-avantageusement plusieurs cas de spermatorrhée, à l'aide de bains prolongés et de petites douches périnéales, à basse température, prises fréquemment dans le bain.

ATAXIE LOCOMOTRICE

Cette variété de paralysie consistant, comme on sait, en des désordres plus ou moins considérables dans les mouvements, ayant leur raison dans un défaut de coordination et d'équilibre, peut également être traitée avec des chances de succès, par la médication thermale, à la condition toutefois que la lésion locale dont elle est la manifestation constante, ne soit pas assez avancée pour en devenir plutôt une contre-indication. En effet, s'il y a déja altération gris-jaunâtre des cordons postérieurs, et surtout de la substance grise de la moelle, et par plus forte raison, s'il y a atrophie des racines spinales postérieures, le mal est alors au-dessus de toutes les ressources de l'art, et le traitement thermal, par l'excitation et les secousses qu'il imprime à l'organisme, pourrait plutôt que tout autre l'aggraver.

Ici encore, c'est une question de diagnostic et d'opportunité, question souvent très-obscure, qu'une cure hydro-minérale bien appropriée et conduite avec beaucoup de ménagement peut grandement contribuer à éclaircir, et justifier ainsi le vieil adage de : *naturam morborum...*

Observation 22e.

Un des principaux manufacturiers de l'Alsace, M. Ch., âgé de 46 ans, a été atteint d'une ataxie locomotrice, qui, malgré un traitement très-rationnel, et par le phosphore notamment, allait en s'aggravant depuis un an. A l'approche de la saison de 1868, notre regrettable ami, le docteur Conraux, de Thann, qui connaissait bien les eaux de Schinznach, les conseilla vivement à M. Ch... Malgré quelques avis contraires, le malade s'y rendit dès le mois de juin. — Outre le défaut de coordination dans la marche, il y avait douleurs fulgurantes très-fréquentes, difficulté de flexion des orteils et anasthésie de la plante des pieds.

Le début de la cure, dirigé avec beaucoup de circonspection, fut rassurant, et la fin assez encourageante pour décider le malade à revenir faire une seconde saison en septembre. Il en fit de même l'année suivante. Vers le milieu de la seconde cure, il arrivait parfois à M. Ch... d'oublier sa canne–appui, tant la marche était devenue facile. Depuis, M. Ch... est revenu tous les ans à Schinznach faire une saison, et il se trouve actuellement dans un état très–satisfaisant.

Nous avons obtenu aussi un bon résultat chez un autre ataxique, M. A..., de Thann, âgé de 56 ans, architecte, et exposé par ses occupations à des courants d'air continuels. Le défaut de coordination des mouvements portait principalement sur les membres supérieurs. Il y avait aussi douleurs fulgurantes et anasthésie de la plante des pieds. M. A... n'a pu faire que deux cures à Schinznach, à deux ans d'intervalle. S'il avait pu, comme le précédent malade, faire son traitement avec suite, pendant quelques années, il serait aujourd'hui complétement guéri.

Nous n'avons pas été aussi heureux avec une troisième ataxique, âgée de 50 ans, qui a fait deux cures à notre station en 1871, et une en 1872, sans résultat favorable. Cette dame a passé l'année dernière une saison à Aix-les-Bains, sans plus de succès. Il y a là évidemment une altération organique profonde qui rend inutile tout espèce de traitement.

Pour terminer l'étude des troubles de la mobilité, ajoutons que le rhumatisme chronique articulaire, musculaire, erratique, goutteux et nerveux, ainsi que certaines névralgies, la sciatique notamment, rentrent parfaitement dans le cercle d'application de notre source, à titres divers, qu'il serait inutile d'exposer ici après tout ce qui en a été déjà dit.

NÉVROSES

On ne saurait s'attendre à trouver ici une description, même très-abrégée, d'une affection qui offre des types aussi variés que le nombre de sujets qu'elle atteint. Nous nous bornerons donc à quelques-uns des faits qu'il nous a été donné d'observer à notre station et dont les effets consécutifs nous sont connus de la manière la plus certaine.

Observation 23ᵉ.

Mme R..., de Kiew, âgée de 20 ans, d'une bonne santé habituelle, légèrement lymphatique, a eu, dans le courant de l'hiver de 1871, une fièvre typhoïde, dont la période aiguë n'a présenté rien de particulier; mais pendant la convalescence se déclarèrent des symptômes qui furent attribués à une tuberculisation pulmonaire commençante. Amenée à Paris, au printemps suivant, cette jeune dame fut confiée aux soins de notre ami, le docteur Laskowski. Après un examen attentif et réitéré, de concert avec un autre confrère très-compétent, la crainte d'une tuberculose fut écartée, et on diagnostiqua : une *névrose cérébro-spinale de nature anémique, avec lypémanie.*

Le 12 mai, Mme R... vint à Schinznach, accompagnée de sa mère, de son mari et du docteur L... — Pâle, amaigrie, en proie à une sombre tristesse, malgré les soins les plus affectueux de tous ceux qui l'entouraient, elle fuyait le monde, recherchait la solitude, refusait souvent les aliments, dormait mal et accusait une grande faiblesse générale qui la portait à l'immobilité. — Heureusement, Mme R... n'a opposé la moindre résistance au traitement. Dès le début, elle prenait ses bains sans répugnance et ses douches avec plaisir. A mesure que la cure s'avançait, on lui voyait revenir ses forces, sa gaieté, sa fraîcheur et son embonpoint. Au bout d'un mois, elle gagna quatorze livres, et elle nous quitta complétement rétablie. — Aujourd'hui, 30 janvier, nous venons de recevoir les nouvelles les plus satisfaisantes de la santé de Mme R.....

Ce succès inespéré nous a amené, pendant la dernière saison, deux frères de cette dame dont le plus jeune n'avait qu'un peu de faiblesse, mais dont l'aîné, âgé de 22 ans, fort et robuste, aux formes athlétiques, était profondément hypocondriaque. Ils firent tous les deux leur cure avec le même succès que leur sœur, et le résultat ne s'est point démenti depuis.

Voici un dernier fait, offrant un enseignement clinique, qui pourrait peut-être contribuer à dissiper une erreur assez répandue à l'endroit de notre source :

A la fin de juin dernier, est venue à Schinznach une famille composée de quatre personnes. Chez trois, nos eaux étaient manifestement indiquées. La quatrième, jeune fille de 19 ans, éprouvait de fréquents étouffements et depuis un an avait beaucoup maigri. A la fin d'une longue consultation collective, il n'est dit à son sujet que ces quelques mots : « Quant à Mlle de N..., elle prendra en outre » (des boissons, inhalations et gargarismes) des » bains qui auront l'avantage de modifier son » tempérament et d'augmenter ses forces. » Le traitement fut dirigé en conséquence.

Mais voici que la mère de notre jeune malade

reçoit une lettre d'un de nos honorables confrères, son voisin de campagne, qui lui écrit spontanément, entre autres : « J'apprends que vous vous
» disposez de conduire Mlle à Schinznach. Je ne
» m'explique pas pourquoi votre médecin vous
» envoie à cette station, cela pourra lui être nui-
» sible. Je ne crois pas qu'il soit prudent de la
» conduire à Schinznach... Ces eaux sont *très-exci-*
» *tantes.* Je connais assez Mlle pour savoir que les
» moyens calmants sont plus appropriés à son
» état que les moyens contraires. Ceci étant posé,
» je n'ai que deux stations à recommander : Ems
» ou le Mont-Dore... » Il y avait là plus qu'il n'en fallait pour être ébranlé. Mais, comme les calmants et les ferrugineux pris depuis un an ont été de nul effet, et que le commencement de notre cure avait déjà produit une légère amélioration, elle fut continuée et avec le plus grand succès.

L'effet consécutif de la cure vient de nous être annoncé par Mme de N... en ces termes : « Elle (sa fille) « se trouve à merveille de son séjour à Schinz-
» nach, il n'est plus question d'étouffements, l'em-
» bonpoint lui revient, elle ne s'est jamais si bien
» portée, et nous regrettons presque de ne point
» entrevoir de prétexte pour recommencer notre
» voyage de cette année. »

L'eau de Schinznach est donc très-excitante. Ce n'est pas la première fois que nous entendons formuler cet arrêt. Nous ne l'aurions pas relevé, s'il n'eût été répété par un homme très-compétent, très-autorisé, inspecteur d'une importante station thermale de l'Est, et n'ayant, dans cette question, d'autre intérêt que celui qu'il porte à cette très-intéressante famille. Nous ne doutons pas que ce fait ne fasse revenir notre très-loyal collègue de ses préventions. Nous aimons même à compter sur son confraternel concours pour détruire, à l'occasion, un préjugé qui n'a pas toujours pour excuse la plus parfaite bonne foi.

SATURATION ET POUSSÉE

Nous voilà arrivés aux phénomènes précurseurs de la fin de la cure, ou plus exactement, aux deux phénomènes qui nous avertissent que le moment est venu d'y mettre fin.

On sait que la durée d'une saison est très-généralement de 21 jours. Quelles sont l'origine et la cause de ce chiffre arbitraire ? On l'ignore. Nous croyons que ce terme de trois semaines n'a d'autre raison que la durée égale des époques inter-menstruelles. Quoi qu'il en soit, ce chiffre ne saurait avoir rien d'absolu ; dans bien des cas cette limite doit être franchie. Que peut, en effet, une cure de 21 jours, en présence d'un psoriasis, d'une carie ou d'accidents tertiaires ? Dans ces cas, comme dans bien d'autres semblables, le traitement doit être énergique et prolongé, il doit et peut l'être d'autant mieux que la *tolérance* est toujours en raison directe de la gravité et de l'ancienneté de la maladie. Cependant, cette tolérance a aussi ses limites, et il arrive un moment où la nature se refuse de nous suivre. Voici ce qui se passe alors.

A Schinznach, où les eaux sont fortes, les maladies généralement sérieuses et le traitement éner-

gique (deux bains par jour habituellement), la plus
extrême tolérance commence à s'épuiser entre le
quarantième et le cinquantième bain. Il survient
alors de la lassitude générale du corps et de l'esprit, de l'inappétence, de la répugnance pour les
bains et de l'aversion pour la boisson de l'eau de
la source. Si l'on n'interrompt pas la cure, cette
aversion s'étend bientôt à toutes les émanations
sulfureuses ambiantes ; courbature, soif, perte
complète de l'appétit, langue saburrale, embarras
gastrique, sommeil agité. Continue-t-on encore ? Il
se déclare de la fièvre, de la céphalagie frontale et
enfin la poussée. Celle-ci varie depuis la simple
efflorescence jusqu'à l'éruption rubéoliforme ou
eczémateuse. Tout ce cortége de symptômes disparaît le plus souvent avec la cause qui lui a donné
naissance ; un ou deux jours de repos suffisent
pour faire cesser tous ces troubles. Quelquefois on
a recours à quelques boissons apéritives, à deux
ou trois verres d'eau de Birmensdorf, et tout rentre
dans l'ordre. Dès lors, la cure doit être arrêtée
définitivement pour ne plus être reprise qu'au
bout de quelques mois, s'il y a lieu.

Naguère, on attachait une grande importance à
ces phénomènes, qu'on considérait comme des
crises salutaires, comme un complément nécessaire
d'une bonne cure, et on provoquait la poussée avec
ferveur, par des bains de plus en plus prolongés.
A quelques rares exceptions près, on en est revenu
peu à peu de ces pratiques, et on n'a pas tardé à
se convaincre que les succès ne dépendaient nullement des immersions prolongées et de la poussée qui en résulte. Loin donc de provoquer ces

troubles, nous nous appliquons de notre mieux à les prévenir. On y parvient aisément en redoublant d'attention en temps opportun. Très-généralement, c'est vers le quarantième bain que la lassitude commence à se faire sentir. C'est là un indice certain qu'on touche à la saturation ; quelques bains de plus, et elle ne manquera pas de se manifester dans toute sa force. Averti par ce prodrôme, nous déclarons la cure terminée et la faisons interrompre aussitôt, en épargnant aux malades ces troubles qui ne font, le plus souvent, que porter une perturbation inutile dans les effets immédiats ou consécutifs de la cure.

C'est ainsi que nous n'observons plus la poussée que très-exceptionnellement chez des malades qui, atteints de dermatoses rebelles, désireux de tirer le meilleur parti possible de leur traitement, le poussent à outrance, nous dissimulant soigneusement les signes avant-coureurs de la saturation. Chez les psoriasiques, la poussée, en tant que phénomène local, peut bien avoir son utilité, mais les troubles généraux qui la précèdent et l'accompagnent n'en sont pas moins des complications qu'il vaut mieux éviter.

Ce qui, à notre source, offre des avantages très-réels sans nul inconvénient, c'est cette rubéfaction générale de la peau qui se reproduit dans chaque bain pendant toute sa durée, et sur laquelle nous avons, à plusieurs reprises, attiré l'attention dans le cours de ce travail.

CONTRE-INDICATIONS

C'est pour nous conformer à un usage traditionnel, que nous allons dire ici quelques mots sur ce sujet. Nous serons brefs. Le chapitre des contre-indications, ne s'adressant qu'aux hommes de l'art, peut se passer de longs développements. Est-il besoin de prévenir nos confrères que la thérapeutique thermale peut être inutile ou nuisible dans les maladies fébriles, la pléthore, dans les altérations organiques graves, les cachexies avancées, le cancer, la phthisie galopante ou au troisième degré, et enfin dans une foule de cas irrémédiables? Si quelques malheureux nous arrivent parfois dans ces conditions, c'est toujours de leur propre mouvement, à l'insu ou contre l'avis de leur médecin, auquel nous avons soin de les renvoyer aussitôt.

Tous les préceptes donnés d'ailleurs *ex-professo* sur ce sujet, ne peuvent-ils pas se résumer dans cette proposition un peu banale : que les eaux minérales ne sont bien tolérées et bien efficaces que dans les circonstances et sous les formes où elles sont indiquées ? Or, nous croyons nous être assez expliqués, à cet égard, à l'occasion de chaque groupe d'affections, au triple point de vue de l'indication, de l'opportunité et de la tolérance pour pouvoir nous dispenser d'y revenir.

Nous ajouterons seulement que, si nos eaux peuvent être nuisibles aux malades trop gravement atteints, elles ne le seraient pas moins aux personnes bien portantes qui en feraient usage, et un usage même restreint.

Terminons par un coup-d'œil rapide sur les conditions hygiéniques de notre station. On a vu plus haut qu'elle était située dans la vallée de l'Aar qui court du sud au nord, que l'extrémité nord de cette vallée était abritée par un chaînon jurassique transversal, et la station elle-même par une magnifique forêt de hêtres et un grand parc. On a vu aussi que tous les principaux bâtiments étaient orientés au levant et reliés par des galeries couvertes ; que la température y était douce et égale, presque sans variations entre celle du jour et de la nuit ; qu'elle offrait de vastes promenades en plaine, évitant ainsi aux infirmes, aux malades faibles ou oppressés les fatigues des ascensions ; enfin, que le pays présente un aspect riant, plein de charme et de sérénité.

Ajoutons à ces choses extérieures de l'hygiène, celles d'un autre ordre qui ont aussi leur importance, à savoir : les aménagements intérieurs. Point de luxe, mais un confort parfait, une propreté exquise, un régime sain, abondant et varié, tous les services fonctionnant avec une grande précision. Pas de plaisirs bruyants, mais des relations de société simples, aisées, de bonne compagnie ; des excursions rapides, commodes et faciles vers les beaux sites du voisinage (1).

Tous ces avantages réunis, joints aux propriétés médicamenteuses de la source, concourent puissamment à rendre la station de Schinznach l'une des mieux fréquentées parmi les plus renommées.

---

(1) On trouve à l'établissement un *Guide* des excursions avec cartes et plans, ainsi que tous les moyens de locomotion nécessaires.

Analyse de l'eau de Wildegg.

Il a été si souvent question, dans ce travail, de l'eau de Wildegg, que nous croyons devoir en donner ici l'analyse la plus récente et la plus exacte :

EAU DE WILDEGG ANALYSÉE PAR M. LAUÉ

Un litre d'eau contient :

Principes volatils.

Acide carbonique, centimètres cubes..   98,5

Principes fixes.

	Grammes
Iodure de sodium....................	0,0284
Bromure de sodium.................	0,0130
Chlorure de sodium.................	10,4475
Chlorure de potassium	0,0052
Chlorure de calcium.................	0,2579
Chlorure de magnésium..............	1,6213
Chlorure d'ammonium	0,0064
Chlorure de strontium	0,0199
Sulfate de chaux	1,8454
Nitrate de soude....................	0,0442
Carbonate de chaux	0,0760
Carbonate de fer....................	0,0080
Carbonate de manganèse.............	traces
Silice	0,0040
Total...............	14,3772 [1]

Nous devons ajouter aux propriétés bien connues de cette eau, son action fondante dans la polysarcie, ou obésité excessive. En 1871, M. O... de B..., à son arrivée à Schinznach, pesait 210 livres. A la fin de sa saison, il avait perdu 19 livres de son poids, par suite de l'usage d'une demi-bouteille d'eau de Wildegg par jour et de quelques bains.

[1] Dr Aimé Robert, Strasbourg, 1868.

NOTE

Pour la page 24.

—

Le *Dictionnaire général des Eaux minérales* de MM. Durand-Fardel, Le Bret, Lefort et François, Paris, 1860 ;

Le *Traité de Chimie médicale* de M. Wurtz ;

Le *Traité d'Analyse chimique* de M. Poggiale ;

Recherches chimiques des Eaux thermales sulfurées de Schinznach, par le docteur Grandeau, Paris 1866 :

Sont les principaux ouvrages où nous avons trouvé les données analytiques obtenues par les savants observateurs dont les noms figurent au tableau, p. 23 (colonne 8). Nous avons puisé aussi dans ces excellents traités les considérations scientifiques qui nous ont guidé dans la comparaison des principales eaux minérales sulfureuses classées d'après leur degré de sulfuration.

En ce qui concerne les stations d'eau minérale sulfureuse, qui possèdent plusieurs sources en voie d'exploitation, ce qui est le cas le plus fréquent, nous les avons toujours représentées par la source la plus riche en soufre. Enfin, nous avons toujours pris pour bases de nos évaluations les nombres exprimés dans les analyses les plus récemment publiées.

TABLE DES MATIÈRES

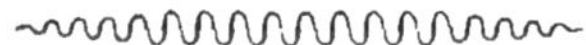

FIGURE II

DURÉE DE LA PULVÉRISATION 4 MINUTES 30 SECONDES
L'ANIMAL SACRIFIÉ IMMÉDIATEMENT APRÈS

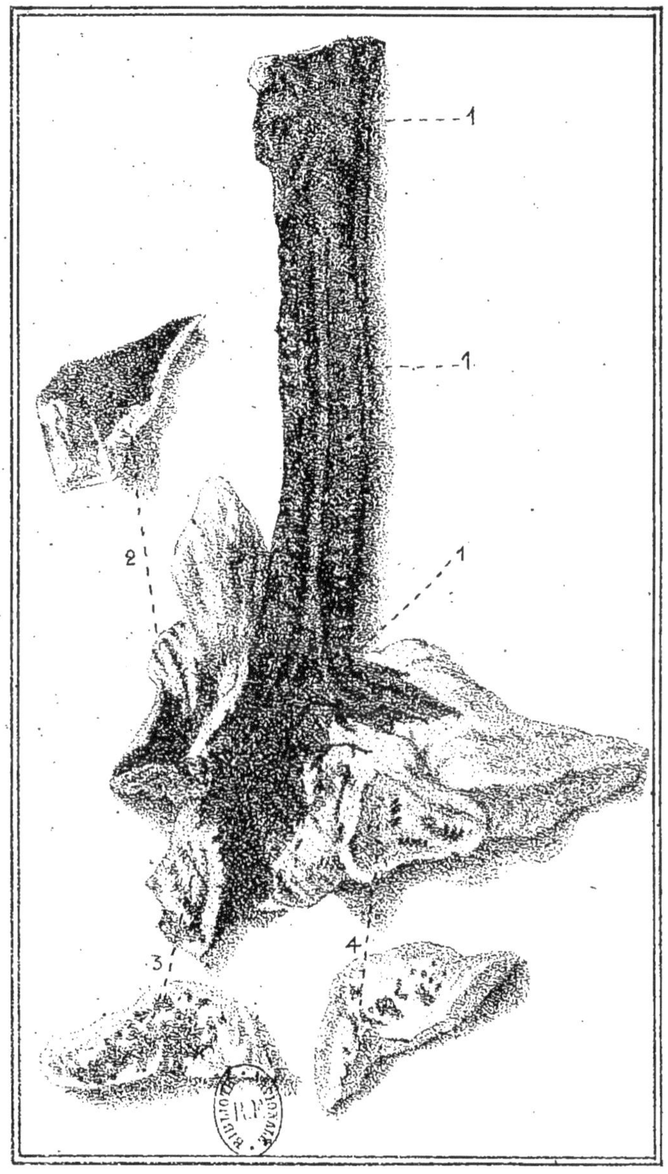

TROYES, LITH. PUTTER-BOUQUOT

1.1.1... Larynx, Trachée et Bronches montrant par la coloration plus foncée du dessin la pénétration du perchlorure de fer. Écume bronchique abondante.

2.3.... Deux coupes dans le poumon droit démontrant une pénétration complète dans les cellules pulmonaires. — 4....Coupe dans le poumon gauche. Pointillé noir indiquant une pénétration moins complète.

FIGURE III

APPLICATION DE L'APPAREIL PULVÉRISATEUR

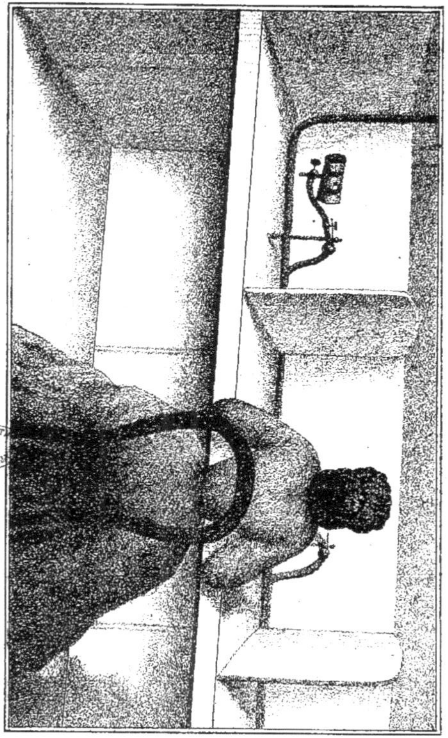

FIGURE IV
INHALATEUR DE SIEGEL

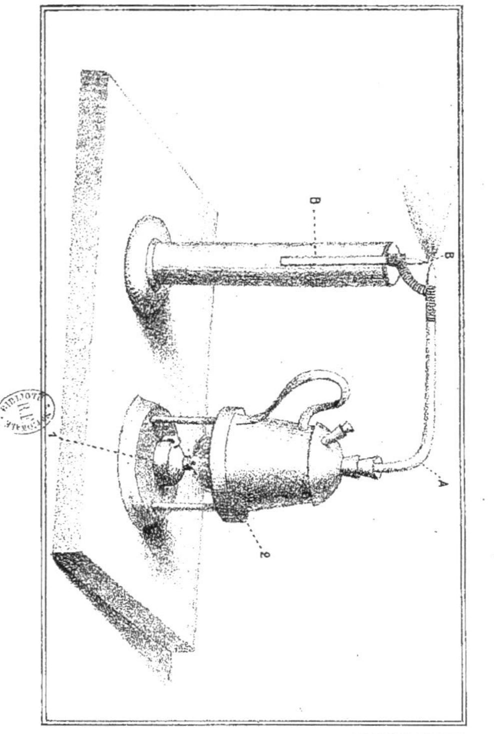

1.... Lampe à l'alcool.—2.... Récipient rempli au ¾ d'eau sulfureuse.
A.... Tube A en verre donnant issue à la vapeur d'eau du récipient.
B.... Tube B capillaire plongeant dans une éprouvette remplie d'eau sulfureuse.
3.... Point de rencontre des extrémités effilées des tubes A et B.

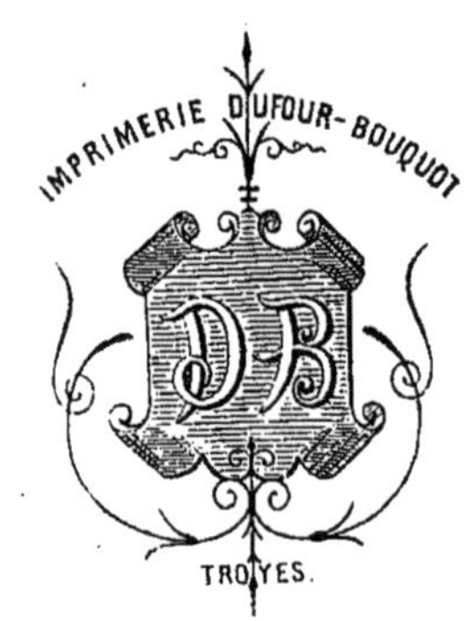
IMPRIMERIE DUFOUR-BOUQUOT
DB
TROYES.

www.ingramcontent.com/pod-product-compliance
Ingram Content Group UK Ltd.
Pitfield, Milton Keynes, MK11 3LW, UK
UKHW020834120726
13693UKWH00002B/647